재밌는 목욕, 맛있는 목간통

재있는 목욕, 맛있는 목간통

한영준 지음

집사재

조선시대 때 동의보감을 쓴 허준은 우리 강산에 흐르고 있는 물을 33가지로 나누어 병을 고치는 데 썼다고 한다. 종류를 말하자면 정화수, 한천수, 천리수부터 가을 이슬물로 소갈증에 좋은 추로수, 하룻밤 묵은 숭늉으로 얼굴을 씻으면 살결이 고와진다는 취탕, 마지막 방제수까지 약 33가지의 물을 그 종류와 기능에 따라 분류하고 있다.

또한, 한방에서는 발을 따뜻하게 해야만 건강에 이롭다고 보는 두한족열(頭寒足熱)의 원칙을 지키고 있다. 체내의 혈액순환이 원활해지고 산소나 영양분으로 가득찬 깨끗한 혈액을 분비하고 더러워진 노폐물을 처리할 수 있기 때문이다. 흔히 몸이 피로할 때 따뜻한 물에 발을 담그고 잘 주무르면 피로가 가시면서 기분이 상쾌해지는 것을 경험하게 되는데 이것도 혈액순환이 순조롭게 되는 까닭이다. 두한족열의 원칙을 지키는 가장 좋은 방법으로 목욕을 들 수 있으며, 반신욕과 족욕이 대표적인 목욕방법으로 알려져 있다.

현재 우리나라의 목욕문화를 보면 이제 목욕은 단순 개인 위생의 개념에서 벗어나 생활의 일부분으로 정착하고 있다고 해도 과언이 아니며, 목욕을 통해 건강을 회복하려는 움직임 또한 크게 일어나고 있는 것 같다. 각종 불가마찜질방, 원적외선, 온천, 기타 이러한 것들이 이러한 움직임에 속한다고 볼 수 있다.

본 도서의 저자인 한영준씨와의 인연은 약 2년 전으로 아산온천의 한 대형온천탕의 한방병원의 원장으로 근무할 때 처음 만나 목욕에 대한 이야기를 하게 된 것이 인연이 된 것 같다. 온천탕 내 한방병원에서 많은 온천객을 진료하면서 우리 국민들이 목욕에 대해 정말 잘 모르고 있구나, 하는 점을 느끼고 있을 때, 온천탕의 관리인으로부터 「목욕도 관광상품이다」라는 책의 저자라고 하면서 한 젊은 친구를 소개받게 되었고 그 친구와 짧은 시간이었지만 목욕에 대해 대화를 하게 되었다. 처음 이 친구와 대화를 하면서 목욕에 대해 많은 연구가 있었던 것 같았고 체계적으로 정리가 되어 있어 다소 놀라웠다. 이 친구의 목욕에 대한 정열은 정말 대단했다고 본인은 느꼈다.

이런 가운데 한영준씨가 '목욕을 제대로 알자'를 주장하면서 목욕에 대한 전문도서를 발간한다고 하니 반가운 마음에 이렇게 추천의 글을 쓰는 바이다.

아무쪼록 한국입욕산업연구소와 한영준 소장이 꿈을 이루기를 기원하면서 또한 이 도서가 많은 분들이 읽어 목욕에 대해 새롭게 인식하는 계기가 되기를 기원하는 바이다.

서울영생한방병원
원장 김종훈

‖ 차 례 ‖

목욕의 목적은 하고 물으면, 거의 100이면 99는 신체를 깨끗이 씻는 것, 즉 신체 세신(洗身)이 목적이라고 말한다. 그러다 보니 우리나라 목욕탕과 심지어 몸에 좋다고 하는 온천까지도 때밀이 목욕장으로 전락하였고, 목욕탕 간의 차별화는 더더욱 찾아볼 수가 없는 것이 우리의 현실이다.

지난 시드니올림픽이 열리기 전 8월이었다. 호주 시드니의 C 호텔 사장과 지배인이 한국을 방문하여 필자와 사우나에 관하여 미팅을 하게 되었다. 몇 시간 미팅을 한 후 필자에게 한국의 훌륭한 사우나 몇 군데를 소개시켜 달라고 했다. 이러한 질문을 자주 받으면서도 상당히 당혹스러웠다. 한참 곰곰이 생각해서 몇 곳을 소개하였지만 찜찜한 기분이 가시지 않았다. 왜냐하면 우리나라 목욕탕이나 사우나, 심지어 온천탕까지도 차별화된 요소를 찾아볼 수가 없고 다들 대동소이한 때밀이 목욕장이기 때문이다. C호텔 사람들 역시 필자가 소개한 사우나를 다녀온 후 실망스러운 눈초리를 보내며 '별로 색다른 것이 없었다'라는 투로 말했지만 필자도 예상한 일이었기에 별로 놀라지는 않았다.

나라마다 문화가 다르듯이 목욕도 그 나라의 문화이니 만큼 독창적으로 발전시켜 상품화시키는 것이 필요하다. 외국의 선진국들이 고유하고 독특한 목욕문화를 상품화하여 성공시킨 것과 같이 우리도 이제는 우리의 고유한 목욕문화를 상품화할 시기다.

필자가 연구해 본 결과, 목욕 선진국들은 목욕을 단순히 세척이라고 여기지는 않는다. 목욕에서 세척은 부차적인 요소로 넘기고 건강·보양에 힘쓰고 있었으며, 이에 따른 온천의학으로 발전시켜 목욕을 질병치료 및 예방의 수단으로 활용하고 있다.

우리나라도 전통적으로 목욕요법만큼은 외국에 뒤지지 않는다. 최근 화재를 일으킨 드라마 〈허준〉의 전반부에 다양한 물의 종류와 중요성을 강조하는 대목이 나온 것을 여러분은 기억할 것이다. 〈허준〉에서 물은 우리 몸에 귀한 약이었다. 허준이 물에 따라 우리 몸에 미치는 효과가 다르다고 말했듯이, 목욕요법에 따라 우리의 건강을 지킬 수 있다. 필자는 목욕을 연구하다가 목욕이 많은 작용을 하고 있는 것을 알게 되었다. 단순히 세척의 의미에서 목욕의 원리만 알면 목욕이 재미있고 신기하게 질병치료 및 피부미용 등에도 도움이 되는 것을 알게 되었고, 우리의 다양한 천연재료를 이용한 목욕법이 약물 이상의 효과는 물론 부작용 없이 치료도 되는 것을 알게 되었다. 또한 최근 화제가 되고 있는 원적외선 찜질방이 만병통치약인 양 과대광고를 하고 있는 각종 온천탕 및 해수탕들의 허구성도 알게 되었다.

목욕에 대해 알게 되면 과대광고에 속을 일이 없고, 건강해질 수도 있다. 예를 들어 하루의 일과를 마치고 한 차례 목욕을 하고 나면 개운해지는 것을 느낀 경험이나 온천에 가서 목욕을 하고 나면 피부가 매끄럽게 느껴진 경험은 누구에게나 있는 일인데, 해부학적 원리를 통해 왜 피부가 매끄러운가 알 수 있고, 목욕을 할 때 인체가 받게 되는 여러 가지 자극, 즉 온열자극, 수압, 부력은 우리가 몸으로 느끼는 것보다 더 복잡한 갖가지 변화를 우리 몸에 가져다준다. 또한, 올바른 목욕방법을 채택하여 시행한다면 질병의 치료도 가능하다.

최근의 추세를 보면 목욕이 더 이상 몸을 씻기 위한 수단에 머물지 않고 보다 적극적인 목적으로 변하고 있다. 건강에 도움이 된다는 시설들이 다양하게 목욕장 내부를 장식하고 있으며, 입욕자의 경우에도 몸에 좋다는 시설이 많은 목욕장을 찾아다니는 식으로 변하고 있다. 그러나 이러한 건강 목적에 따라 올바르게 조절되어야 할 욕탕의 온도, 목욕시간, 목욕간격 등 효과적인 목욕방법에 대해서는 의외로 무관심한 것이 오늘날 우리의 현실이다. 목욕에 대한 잘못된 상식으로 질병치료가 되기는커녕 오히려 심각한 부작용이나 뜻하지 않은 불행을 초래하는 경우가 발생하는 수도 있다.

필자는 목욕사업자뿐만 아니라 입욕자들을 위해서 목욕의 기초적인 원리와 효과 및 방법을 제시하고자 한다. 목욕사업은 소비자에게 일정한 시설을 제공하는 서비스업으로, 이제는 기존의 목욕장이나 온천탕도 입욕자 위주의 시설로 변해야 한다. 입욕자들도 목욕의 개념을 알게 되면 적극적으로 기존의 시설을 배척하고 새로운 시설을 요구할 것이다. 짧은 경험이지만 목욕장의 새로운 기준을 제시하고 싶었다. 이 책을 통해서 다양한 목욕의 원리와 방법, 효과를 알고 과학적이고 합리적인 목욕법을 실천한다면 기대 이상의 효과에 놀라게 될 것이고, 목욕을 통해 건강해질 수 있다는 것을 알게 될 것이며, 또한 그것이 가능하도록 기존의 시설을 바꾸지 않으면 안 된다. 그렇게 된다면 우리도 범세계적인 목욕선진국으로 발전하게 될 것이라고 필자는 확신한다.

끝으로 이 분야에 관심 있는 여러 지인과 선배님들의 지도와 편달을 바라면서, 책를 출판하는데 있어서 흔쾌히 출판을 결정해 주신 (주)이조은의 이재방 사장님, 권민지 전무님과 도서출판 집사재 유창언 사장님께 진심으로 감사의 말씀을 드린다. 또한 많은 관심과 아낌없는 성원을 보내주신 한양대학교 국제관광대학원 손대현 원장님과 극동대학교 임범종 교수님, 본 도서와 MGP 목간안내시스템 개발시 자문과 도움을 주신 영생한방병원 김종훈 원장님께 머리 숙여 감사의 말씀을 전한다. 또한 목욕장 개발에 대하여 많은 관심을 보여주신 주)스파엔지니어링 최상철, 박윤상 사장님과 이천 미란다호텔 한상용 총지배인님, 주)SCDC 양필승 사장님과 이상규 이사님께 진심으로 감사의 말씀을 올리며, MGP입욕안내시스템 개발 및 측면지원을 아끼지 않으신 젊은 기업가 주)목욕문화 김태형 전무이사와 항상 그림자처럼 붙어다니며 도와주던 한국입욕산업연구소 박시령 실장에게도 진심으로 감사를 드린다. 이외에도 도움을 주신 많은 분들에게도 깊은 감사를 드린다. 끝으로 지금까지 믿고 격려를 아끼지 않은 부모님과 IMF 때 직장을 퇴직하면서까지 목욕만을 연구한 남편과 아버지를 이해하며 어려운 생활을 하면서도 지금까지 격려를 아끼지 않던 아내와 두 딸 가람, 예지, 아들 재웅에게도 고마움을 전한다.

2002년 10월
한영준

제1장

재미있는 목욕사

1. 외국의 목욕사

　원래 동물은 태어나면서부터 신체를 깨끗이 하는 기술을 몸에 익히고 있지만 유감스럽게도 인간은 신체를 청결히 유지하는 법을 배우지 않으면 모른다고 한다. 이런 면에서 인간의 목욕하는 행위가 일반화되기까지, 여러 가지 변화가 있었다는 것을 예상하기는 어렵지 않다.

　현재 목욕은 우리들 생활에서 빠뜨릴 수 없는 것이지만 과거에는 일반사람들에게 필요한 것이라기보다는 신분이 높은 자의 특권이었던 경우가 많았다.

　목욕에 관한 최초의 기록은 청결개념보다는 수치료의 개념이 강했다. 기원전 약 1,500년경에 쓰여진 힌두교 최고의 경전인 리그베다에는 열병치료를 위하여 물을 사용하였다는 기록이 있으며, 기원전 850~800년경에 쓰여진 구약성서의 열왕기에는 아랍의 군대장관 나아만이 문둥병에 걸렸을 때 선지자 엘리사의 말에 따라 요단강에서 몸을 일곱 번 씻자 피부가 깨끗해졌다는 기록이 있다.

기원전 2000년~1501년, 고대 이집트인에게 나일강은 농경에 도움을 준 것과 동시에 목욕의 장소를 제공하였다. 이집트인들은 수리역학을 발전시킨 지혜를 갖고 있었지만, 수로로 운반된 물은 관계용수로만 사용했고 몸을 깨끗이 하는 데는 사용하지 않았다. 그 뒤 이집트인들은 인더스강 유역(현재의 파키스탄)에 훌륭한 문명을 이룩했다. 큰 돔형의 목욕탕이 당시의 풍요롭고 규율 있는 안정된 사회를 말해준 반면, 사람들이 탕에 들어가는 것은 몸을 씻으려고 하는 것이 아니라 종교의식의 중요한 수단 중 하나였다.

그들의 수리역학과 위생공학을 이용한 인류 최초의 위생건물, 즉 목욕탕은 지중해의 크레타섬에서 발견되었다. 미노스왕은 코노소스궁전에 테라코타제의 파이프로 연결된 세면대와 수세식 화장실, 욕조 등을 설치했다. 그 뒤 수백 년 동안 이 궁전의 로얄 배쓰(Royal bath)의 아름다움이나 배관의 교묘함에 견줄 만한 것은 발견되지 않았다.

그러나 인더스강 유역이나 크레타섬의 유적에서 볼 수 있는 이 같은 정기적인 입욕습관은 아테네인에게는 가능하지 않았다. 아테네시민은 주택 내에 목욕탕을 설치하는 사치스러움을 경멸했다. 목욕은 운동경기 후에 했으며 그것도 항상 냉수를 사용했다.

기원전 315년~서기 476년의 로마시대에 들어와서, 더운 물을 사용하게 되면서 인간의 목욕문화는 새로운 전기를 맞이했다고 해도 과언이 아니다. 이러한 전기를 맞이하면서 공중목욕탕을 제일 먼저 만든 사람들은 기원전 344년경의 스파르타인들이다. 이들은 열기욕(hot air bath)을 창안해 내어 맨 처음 사용하였으며 현대의 목욕탕에 비하여 조금도 손색이 없을 정도였고, 이후 로마에 많은 영향을 미치게 된다.

그러나 로마인이 페르시아인에게 이어받은 금욕주의를 버리는데 수백 년의 시간이 걸렸다. 로마는 산업사회라기보다는 중상주의(重商主義)로서 군사력이 강한 사회구조를 갖고 있었다. 평화와 번영으로 국력이 강해지면서 시민에게 쾌적한 생활양식이 생겨났다. 잠시나마 집에서 편히 쉬거나 아름다움을 추구하는 데 시간을 소비하게 되었고, 그러한 사회적 분위기가 그들이 지니고 있는 전문지식과 결합되어 공중목욕탕이 탄생했다. 로마인에게 있어서 오후에 목욕탕에 가는 것은 사교상 또는 신체를 청결히 한다는 측면에서 상당히 주요한 의미를 가졌다. 그리고 욕탕은 단순히 사교의 장으로 머물지 않고 새로운 지성을 반영하는 장이 되었다.

로마의 카라칼라(Caracalla) 황제의 목욕탕은 거대한 규모의 열기욕, 냉탕, 온탕, 마사지실, 체력단련실과 도서실까지 갖춘 곳이 있었다고 전해진다. 또한 카라칼라 황제와 디오크레티아누스 황제는 수천 명이 한번에 목욕할 수 있는 거대한 공중목욕장의 설계를 명했는데, 카라칼라욕장은 지금까지도 독일에서 가장 유명한 목욕장으로 지역민뿐만 아니라 관광객에게도 인기가 있다. 그 규모가 11.34평방킬로미터에 달하는 거대하고 사치스러운 카라칼라욕장을 비롯한 11개의 대형목욕탕과 무려 926개의 대중탕이 있었다고 전해지고 있다. 이 때문에 로마 주변의 숲에서 노새와 나귀를 동원해 땔감을 운반하느라 사방 100킬로미터 지역의 야산이 거의 황폐화될 정도였다고 한다. 이 공중목욕장 내부에는 입욕할 수 있는 탕과 휴게실은 물론 상점, 도서관, 미술관, 다목적홀 등도 갖추고 있었다. 여기서 다목적홀을 쿠어하우스라 명명하는데, 현대에 이르러 일본에서 이 공간의 홀 이름을 차용해 목욕장 브랜드로 사용하여 온천 붐을 조성하기도 했다.

로마인은 또 공중화장실도 설치하여 기원전 315년에는 이미 144개소의 공중 야외화장실이 있을 정도였다. 복잡하게 얽힌 수로는 복잡한 지형 가운데를 장거리에 걸쳐서 물의 운반이 가능했고, 공중탕은 로마인의 새로운 습관을 나타냄과 동시에 황제의 절대권력의 수단도 되었다. 그 중에는 영국의 배쓰(bath)와 같은 온천탕을 사용한 곳도 있었지만 로마 하드리아누스 황제의 욕탕과 같이 테라코크제의 타일 밑에 불을 피워 물을 데우는 유형도 있었다.

로마사회의 높은 생활수준은 그들의 자신만만함에 힘입은 바 크다. 이 세련되고 화려했던 그들의 생활양식에 그리스도교의 전파는 단지 종교적인 도전에 지나지 않았다. 그러나 서기 476년의 게르만민족의 침입은 로마인에게 치명적인 공격이 되었다. 화려한 로마의 문이 서서히 닫히게 되면서 그 후 수백 년 간 서유럽에서 목욕이라는 습관이 단절되는 암흑의 시대에 들어가게 되었다. 한편 동로마제국의 수도 콘스탄티노플에는 사치의 나날이 정점에 달해 로마의 공중목욕탕을 모방한 것도 있었다. 서기 550년 중세의 암흑시기가 서방을 덮고 있을 무렵, 동로마제국에서는 유스티아누스 1세가 수도, 분수, 저수조의 대규모 시스템을 완성시켰다.

11세기가 되자 동로마제국이 터키의 침략으로 멸망의 위기에 처했을 무렵, 침략자인 터키민족은 서방을 침략했던 게르만민족에 비해 더욱 세련된 생활양식을 갖고 있었다. 셀쥬크 터키족은 '캐러밴사라이(Caravansarai : 여행자들을 위한 목욕, 휴식, 식사의 장소)'를 만든 것으로 알려져 있기 때문에, 터키의 목욕탕이 동로마의 것보다 뛰어나다고 평한다. 목욕탕 내부에는 따뜻한 방, 뜨거운 방, 증기방이 준비되어 있었으며, 목욕의 오락성을 추구했던 그들의 철학도 엿볼 수 있다.

　　서기 1095~1500년, 십자군의 기사들이 성지에서 싸우는 동안 보고 들은 이교도의 습관이 서유럽에 전해지면서 다시 목욕에 관심을 갖게 되었다. 그러나 중세에는 그리스도교권의 나라들 대부분이 수도나 위생설비의 발달 및 진보는 미흡했다. 영국의 봉건제 사회에서는 살아가는 것, 결국 그날 먹고 마실 것을 얻기 위한 것에만 관심이 있고, 목욕이라든가 취침 등에는 신경을 쓸 여유가 없었다. 부자집이라도 하인들은 큰 공간에서 불 주변에 모여 함께 잠을 잤고 침실에 하수처리를 하지 않은 경우가 대부분이었다. 그러한 상태에서도 식사는 손을 사용했기 때문에 한편으로는 식탁에서의 청결함을 중시하는 의식이 생겼다. 여기에서도 개인의 위생관념의 향상은 신분이 높은 사람들에 의해 시작되었다. 식사 전에 하녀들이 장미향수나 타올, 깨끗한 물병 등을 준비해서 얼굴이나 손을 씻고 입을 헹구는 일이 일종의 관례가 되었다. 그러나 전신을 씻는 일은 달랐다. 욕조 가득 물을 끓이는 데 꽤 많은 수고가 필요했기 때문에 입욕은 보통 하지 않았다. 일반 가정의 경우에는 가족이 따뜻한 물을 여럿이 함께 사용했고, 부자집의 경우 목욕은 식사나 연주와 함께 사교행사와 같은 것이 되어 있었다.

반면 유럽의 수도원은 중세의 세속과는 사뭇 달랐다. 수도사들은 동시대의 보통사람들과 다르게 침실용으로 설계된 각자의 침실에서 잤고, 난방이 된 방에 린넨을 깐 목재의 욕조에서 목욕하고, 특히 식전에는 세면대를 사용해서 몸을 씻었다. 중세라는 시대를 전체적으로 보면 십자군의 기사가 동방에서 목욕의 습관을 배워서 높은 신분의 사람에게 목욕의 습관을 생기게 했고, 그것이 다시 일반대중에게 퍼졌다고 할 수 있다.

귀족과 기사, 수도자, 평민 등으로 엄격히 구별되었던 신분계급이 상공업의 발달로 무너지자, 귀족 흉내를 내고 싶지만 개인 욕탕이 없었던 평민들이 대중탕을 집회의 장소로 삼아 모여들었다. 당시의 대중탕은 탈의실이 하나밖에 없어서 남녀가 같은 장소에서 옷을 벗으며 서로의 알몸을 실컷 감상할 수 있었다. 욕조는 2인용이 많아 주로 남녀 한 쌍이 같이 사용했고, 때로는 대형 욕조에서 여러 명의 남녀가 함께 몸을 씻기도 했다. 이때 물밑에서 일어나는 일은 아무도 상관하지 않아 목욕탕은 한량들이 여자들과 음흉하게 노는 오락실 역할을 톡톡히 했고, 심지어 불임부부들이 치료를 받기 위해 목욕탕을 찾기도 했다. 오죽했으면 '욕실 치료는 누구에게나 좋다, 어머니도, 딸도, 하녀도, 심지어 개도 임신할 수 있기 때문'이라는 풍자가 널리 유행하기도 했다.

14세기 말에는 런던이나 파리에서 터키식 목욕탕(증기식 목욕탕)이 보급되었고, 로마시대 이후에는 다시 많은 사람들이 함께 입욕하는 습관이 부활되었다. 그러나 이러한 목욕탕 때문에 추잡한 매춘부의 출입이 두드러지게 되었고, 다시 교회가 개입하게 되어 16세기 초에는 프랑스나 영국에서 이러한 목욕탕이 자취를 감추게 되었다.

서기 1533년~1603년에는 욕실에 필요한 새로운 배수시설에 관심이 높아지기 시작했다. 영국의 엘리자베스 1세 시대의 존 하링톤 경이라는 사람은 자신이 출판한 책에서 자택에 설치한 수세식변기와 벨브조작에 의한 배수시설에 관해서 상세하게 설명하고 있다. 그러나 그의 책은 거의 주목받지 못했고 제임스 1세 시대에 와서도 역시 전형적인 가정집에서는 여전히 위생을 겸한 배수설비가 설치되지 않았다. 그래서 유럽에서는 모아 두었던 소변과 폐수를 창 밖으로 버리는 광경이 연출되었는데, 이때 버리는 물을 '하늘의 물이다' 라고 소리를 질렀다. 이러한 이유로 남녀가 함께 길을 걸어갈 경우 여자가 길 밖으로 걷는 이유가 되기도 했다.

서기 1645년~1800년 프랑스 루이 14세 시대에 접어들자, 생활양식이 혁명적으로 향상되었다. 미를 추구한 가구나 회화, 공예품 등이 화려한 베르사유 궁전 안에서 찬연히 빛났고 복장이나 차림새도 엄격한 규칙에 따랐다. 궁전 내에선 왕의 취침이나 기상 등 가장 일상적인 행동까지도 신성시되었다. 하지만 청결에 관한 수준은 예절이 몸에 밴 귀족층도 여전히 중세와 같은 상태였다. 그렇다고 화장실에 관해서 세련된 사고방식이 없었던 것은 아니다. 일상생활에서 그다지 필요치 않은 부분도 아름답게 장식하려는 기풍이 나타났고 감각 있는 기술도 유감 없이 발휘되었다. 예를 들면 구멍 위에 돌이나 나무를 놓는 형식인 중세의 변기를 대신해 실내용 변기나 의자식 변기 등의 화장실이 나타났다.

여러 가지 장식을 한 상자형 변기에는 열고 닫을 수 있는 뚜껑과 쿠션이 있었고, 그 속에는 빼고 넣을 수 있는 오물을 담는 유리단자가 들어 있었다. 루이 14세 시대의 베르사유 궁전에는 이러한 덮개가 있는 변기가 274개가 갖추어졌으며, 이것은 프랑스 상류 계급의식이 꾸준히 향상돼 온 것을 증명하는 것이기도 하다.

19세기의 산업혁명은 일부사람들에게 성공을 가져다주었지만 노동자 계급에게는 비참한 생활을 안겨 주게 되었다. 산업의 중심지인 공업도시는 인구의 집중화로 궁핍하게 되었고, 그 결과 최저 임금, 극도의 빈곤, 한 방을 온 가족이 사용하지 않으면 안 되는 비참한 상황에 빠지게 된다. 대부분의 가정에는 욕조도 없고 전염병이 난무하는 참담한 위생상태에서 살고 있었다.

1837년~1901년, 근대에 이르러 가정의 안락함과 인테리어 장식은 사치가 아니라 생활의 필수라고 느끼게 된 것은 빅토리아 여왕 시대에 접어든 얼마 뒤였다. 빅토리아여왕 시대는 도덕적인 사고에 의해 사회가 정비되어 있었던 시기였다. 자선사업과 사회 개혁이 무엇보다도 큰 관심을 불러일으켰고, 사회개혁운동의 중점으로서 의무교육과 젊은 노동자의 문제가 대두되었으며, 공중 위생문제도 여기에 가세했다. 1840년에는 하수가 테임즈강에 집중하여 심한 상태가 되었기 때문에 의회에서도 공중위생에 중대한 관심을 기울이게 되었다. 결국 공동 세탁장소가 본격적으로 건설되기 시작했고, 노동자들은 적당한 사용료를 지불하고 정기적으로 그곳으로 갈 수 있는 것이 시민으로서의 의무라고 여겼다.

또한 도덕에 관심이 높은 빅토리아여왕 시대의 사람들은 세정 (洗淨)이라는 것은 세례(洗禮)에 통하는 것이라 여기고 있었다.

따라서 구제되기 위해서 신변을 불결히 하지 않고, 청결히 하는 것에 마음을 쓰는 것이 무엇보다도 필수적이었다.

그러나 그 당시 신체를 청결히 하는 관습이 넓게 퍼져 있었다고 단정할 수만은 없다. 1860년대의 뉴욕 최고급 호텔에서도 객실 내에서의 위생시설이라고 한다면 얼굴과 손을 씻는 물이 있는 정도였다. 도시에서도 농촌에서도 화장실은 거의 옥외에 있었고, 1840년대까지는 큰 저택에서도 뒷마당 구석에 화장실이 있었던 것이 보통이었다. 뉴욕에 공중목욕탕이 생긴 것은 그 후 10년이 지나서였다. 공중목욕탕을 건설하기 위해 열심히 운동하던 사이몬 발크에 의해 결실을 맺게 된다.

1900년 현대가 되자, 사람들은 선인들과는 대조적으로 자신들이 가장 청결한 동물이라고 믿었다. 현재 거의 모든 가정은 위생에 필요한 급배수 설비를 설치한 욕실을 주택의 중심으로까지 여기고 있다.

앞선 과학기술의 발달과 대량생산의 기술은 가정생활에 있어서 더욱더 필요한 부분들을 연출할 수 있게 만들었다. 1910년에는 판을 짜서 만드는 개량 생산형 욕조가 처음으로 등장하여 싼 가격으로 제조할 수 있게 되었다. 그러나 일반가정에 보급된 것은 2차 대전 이후부터다. 과학기술은 더욱 발달하여, 청결함과 편안함에 주력한 욕실로 점차적으로 다듬어져 갔다.

한편 목욕탕이 사치스러운 개인공간이라는 개념을 갖게 한 것은 헐리웃의 책임이 없지 않다. 영화의 프로듀서나 감독은 성적 매력이 풍기는 호화스러운 세트를 소재로 하면 히트작이 생겨난다는 것을 발견, 드디어 이러한 영화의 흐름을 제작자 측이 착안하게 된 것이다.

가정에서 안락함에 대한 관심이 높아진 것과 함께 목욕탕도 사치스러운 만족감을 부여해 주는 장소의 하나가 되었다. 거의 모든 가정에서 입욕을 개인적인 시간으로 즐기게 되었고, 목욕탕도 이에 따라 변화하여 입욕의 위상은 건강과 접목되어 한층 더 확대되었다.

현재 입욕은 청결이라는 기본적인 목적 외에 일상생활에서 확대되고 있는 '스트레스'를 해소하는 역할까지 요구받고 있다. 사우나, 월풀욕조, 스파욕조, 운동기구를 설치한 최신 목욕탕은 얼핏 보면 스포츠시설처럼 보이기도 한다. 오디오와 비디오 장치는 물론 개인적인 시간을 충분히 가질 수 있는 다양한 부대시설도 준비되어 있다. 그러나 문제는 단지 새로운 인테리어를 선택하고 시공했다고 해서 좋은 것이 아니라는 점이다. 유능한 건축가나 인테리어 디자이너라면 세련된 디자인 가구를 만들고 조명이나 배수설비가 합리적인 목욕탕을 만들 수 있을지는 모르지만, 이렇게 평범하게 완성시키는 것보다 중요한 것은 인간과 디자인의 관계를 심도 있게 연구해 합리적인 내용을 강행하려는 새로운 시도, 즉 뉴모더니즘을 향한 진전이 있어야 한다. 뉴모더니즘이란 기능과 특성 면에서 인간의 기본적인 요구에 부응하는 것이다. '형태는 기능에 따라'라는 바우하우스의 좌우명에 따라 위생설비기나 부속품은 디자인의 완벽함을 손상시키지 않는 범위에서 훨씬 더 인간공학을 가미시킨 새로운 인테리어가 요구되고 있다.

동양에서의 목욕(沐浴)의 의미도 살펴보자.

목(沐)은 머리를, 욕(浴)은 몸을 감는 것을 말한다. 지금은 목욕(沐浴)이 일반화되어서 다양한 목욕탕이 있지만 옛날에는 기껏해야 냇가에 나가 멱을 감는 정도였다.

중국 목욕탕의 효시는 동진 때 출현한 천자(天子) 전용의 초룡지(焦龍池)다. 초룡지는, 옥(玉)으로 쌓고 호박(琥珀)으로 수로를 냈으며, 비단주머니에 향료를 담아 물에 담갔다. 겨울에는 물을 데우기 위해 구리로 만든 용(龍)을 숯불로 벌겋게 달구어 수십 개나 탕(湯) 안에 넣었다. 그래서 초룡지라고 했다.

당나라 귀족들은 목욕탕을 가지고 있었다. 백락천(白樂天)의 장한가(長恨歌)에 보면 양귀비가 화청궁 온천에서 목욕하는 장면이 나온다. 송나라 때에는 비로소 공중목욕탕과 함께 찰배(擦背)라고 하는 때밀이도 등장했으며, 소동파(蘇東坡)가 즐겨 이용했다고 한다.

한편 목욕문화가 발달된 현재의 일본을 보면, 목욕이라 하면 욕조에 물을 채우고 그 속에 몸을 담가 목욕하는 방법인 온욕탕을 가리키는 데, 이러한 목욕법이 널리 행해지게 된 것은 일본의 중기 이후의 일이다. 그 이전의 목욕은 밀폐된 실내에서 증기를 뒤집어쓰는 증기욕이었다. 증기욕의 발상이나 기원은 확실하지 않지만 옛날에는 석굴 속에서 불을 지펴 돌을 뜨겁게 달구고 이것에 물이나 해수 등을 끼얹어 증기를 발생시켜서 이 증기를 뒤집어쓴 것이 시초였다고 추정된다.

일본에는 목욕을 의미하는 단어로 후로(風呂)와 유(湯)가 있다. 후로라고 하는 것은 죠후로(烝風呂)의 약칭으로 증기욕을 의미하며, 유는 온욕탕을 의미한다.

새도나이가이(瀨戸內海)의 연안이나 섬 등에는, 홍법대사가 전하였다는 돌 목욕의 유적이 도처에 있으며 현재도 이것을 영업하는 곳이 있다. 일본의 새도나이가이의 이우치 여울에 인접한 애원현 금치시 앵정해안에는 증려 홍법대사가 개발했다는 돌 목욕이 있다. 매년 7월 1일부터 9월 10일까지 약 2개월 간 영업을 하며, 이 목욕법을 '사구라이세기후로'라 부른다. 목욕장은 바다에 인접한 자연의 암반을 뚫어 만든 것으로, 속의 넓이는 다다미의 약 10배 정도로 어른 10명 정도가 들어갈 수 있다. 돌 목욕의 방법은, 인근 산에서 채집해 건조시킨 양치나무잎과 솔잎을 바닥에 깔아서 불을 붙이고, 양치잎이나 솔잎이 다 타 버리면 해수에 담갔던 자리를 깔고 증기를 올린다. 그 위에 누워 증기욕을 하는 방식이다. 옛부터 신경통, 류머티즘, 어깨 결림, 요통 등에 효과가 있고, 돌 목욕을 한 해에는 감기에 좀처럼 걸리지 않는다고 하여, 인근 농가에서는 모내기가 끝나면 돌 목욕에 들어가는 풍습이 전해 오고 있다.

유사한 방식으로 교토에는 가마부로(釜風呂)라 불리는 증기 목욕탕과 가나와노유(かなわの湯)가 있다. 이 목욕은 바닥에 돌을 깔아서 내경과 높이가 모두 2미터 정도의 토굴을 만들어 속에서 나뭇가지를 태운 뒤, 재를 걷어내고 소금물에 담갔던 자리를 깔고 그 위에 눕는 방식이다. 입구를 밀폐시키고 밖에서 솥에 불을 피워 토굴 안으로 증기가 들어가도록 해서 증기욕을 했다. 어쩌면 새도나이가이 연안과 같이 자연 석실이 없는 지형에 인공적으로 토실을 만든 것일지도 모른다. 어쨌거나 새도나이가이 연안의 돌 목욕이나 가마부로의 토굴이 무로(室)라 불리고 이 '무로'가

와전되어 후로(風呂)라 불리게 된 것이, 일본어의 목욕이라는 말의 유래로 전해지고 있다.

유(湯)는 에도 시대가 되어서 센토(철탕)라는 공동탕이 생기는데, 처음에는 증기욕이었다. 욕실 외에 욕탕과 수조를 놓고 증기욕으로 신체를 따뜻하게 하여 불린 때를, 이 욕탕이나 수조의 물을 끼얹어 닦아낸 것이다.

2. 우리나라의 목욕사

우리나라 사람들은 목욕을 청결의 수단 외에 미용, 건강, 질병 치료 또는 의식의 수단으로 인식하였다.

우리나라 민족의 청결사상과 백색피부에 대한 숭상은 다른 민족에 비해 유난히 높은 것으로 전해지는데, 〈단군신화〉 문헌을 보면 우리나라 한민족의 첫 주거지가 향나무인 박달나무 근처라고 전해지며, 이것은 고조선 사회의 한국인들이 향유, 향료를 애용하여 희고 아름다운 피부를 숭배한 사상을 뜻한다.

삼국시대에는 신라의 목욕문화가 가장 발달되어 있었다. 문헌에 기록된 최고의 목욕은 신라의 시조 박혁거세와 그의 왕비인 알영에서 비롯된다. 박혁거세는 뭇 사람들이 놀랄 만큼 아름다운 남자였는데 동천에서 목욕을 하자 몸에서 광채가 났다고 하며, 알영은 몸매와 얼굴이 남달리 아름다웠으나 입술이 닭의 부리와 같은 결점이 있어서 북천에 데려가 목욕시키자 완벽한 미인이 되었다고 한다. 이들의 목욕이 미용수단이든 왕의 의식수단이든지

간에, 2000년 전 우리나라에서는 목욕이 중시되었음을 알 수 있다. 이처럼 신라는 목욕을 미용 또는 청결, 의식수단으로 활용하였다.

이와 더불어 목욕재계를 계율로 삼는 불교가 전래됨으로써 신라인들은 목욕을 더 자주 하게 되었다. 불교의 전래로 향의 문화가 발전하였으며 목욕재계를 중시하여 목욕의 대중화가 이루어진 것이다. 그 결과 절에는 대형 공중목욕탕이 설치되고 가정에도 목욕시설이 마련되었다. 특히, 목욕이 신체를 깨끗이 하는 단순 청결개념에서 마음의 죄를 씻어 내는 신성한 의식 수단으로 이용되어 사찰행사뿐만 아니라 엄숙한 행사에서는 반드시 목욕을 하는 관습이 생겨났다.

신라의 관헌인 익선이 득오를 데려다가 일을 시키고 돌려보내지 않아서 죽지랑이 익선을 벌주고자 하였는데, 익선이 도망가자 그 대신에 익선의 아들을 붙잡아 강제 목욕시킴으로써 형벌을 대신한 일이 있다. 이것은 신라인들이 몸을 청결하게 함으로써 마음이 깨끗해진다고 믿었음을 보여준다. 또한 삼국사기(三國史記) 고구려(高句麗) 본기 제5에도 다음과 같은 기록이 있다. 당시 서천왕 17년(286)에 '왕의 동생인 일우(逸友)와 소반(素勃)이 모반을 하였을 때 질병을 사칭하고 온탕에 가서 온갖 무리들과 어울려 유락(遊樂)을 즐겼다'는 것에서 유래된다.

부여 능산리 사찰터에서 출토된 백제대향로 뚜껑에는 5명의 신선들이 천상의 소리를 연주하며 장쾌한 폭포수 아래서 머리를 길게 늘어뜨린 채 목욕재개하는 모습이 조각되어 있다.

고려인들은 신라인들보다 목욕을 더 자주 하는 동시에 사치스러운 목욕을 하여 청결의 경지를 벗어나 탐미주의(耽美主義)로까지 발전하였다. 고려인들은 하루에도 서너 차례 이상 목욕을 즐겼으며 남녀의 혼욕과 향 목욕이 발달하였다. 성문화가 개방적이었던 고려시대에는 여자와 남자가 난탕, 또는 복숭아 꽃물 등의 목욕을 같이 즐겼으며 온천요법도 이루어졌다. 서긍의 고려도경(高麗圖經) 기록에 의하면 고려인들은 하루에 서너 차례 목욕을 하였으며, 개성의 큰 내에서는 남녀가 한데 어울려 목욕했다고 한다. 한편 상류사회에서는 어린애의 피부를 희게 하기 위하여 복숭아 꽃물로 세수시키거나 목욕시켰으며, 어른의 경우에는, 여자는 물론 남자도 난초로 삶은 물인 난탕에서 목욕함으로써 피부를 희고 부드럽게 하는 동시에 몸에서 향이 나도록 하였다. 또한, 목종 6년(1003)에 한언공(韓彦恭)이 중병을 앓을 때에 왕이 의약품과 기타 일용생활용구를 하사하면서 온천에 가서 목욕요법을 시행하도록 권하였다고 전해지고 있다.

조선시대에는 고려의 성문화를 퇴폐시하는 시대로 유교사상이 중시되었다. 조선시대는 내면의 아름다움과 외면의 아름다움을 동일시하는 이념으로 청결을 중시했다. 특히 세수를 하지 않고 사람을 대하는 것을 가장 수치로 여겨 신분에 관계없이 아침에 제일 먼저 하는 행위가 세수였다. 그리고 양반들은 목욕을 할 때에 반드시 의관을 정제하고 하였다. 목욕을 하는 장소도 양반과 서민이 달랐다. 서민들은 냇가 등의 장소에서 목욕을 하였으나, 양반들은 목간통을 준비하여 헛간 또는 부엌에서 하거나 정방이라는 목욕소를 실내에 설치하였다. 청결관념의 확산으로 조선시대 역시 목욕이 중시되고 대중화되었다. 엄격한 도덕률 아래서도 신라시대에 비롯된 유두(流頭)민속을 지켜, 음력 6월 보름이 되면 계곡과 냇가에서 목욕하고 물맞이를 하였다. 또한 제례 전에 반드시 목욕재계해야 하는 관습과 백색피부 호상(好尙)으로 인하여 목욕이 성행하게 되었다. 따라서 대가에서는 목욕시설인 정방(淨房)을 집안에 설치하였으며, 조두를 만들어 저장하고, 세정제로는 쌀겨와 쌀뜨물, 밀가루 등이 즐겨 이용됐는데, 이것을 상대적으로 구하기 쉬웠던 동양과 서양의 '방앗간집 딸' 들은 '피부가 곱고 아름답다' 는 평을 들었다. 양반집 규수들은 녹두나 팥가루를 조두박에 담아 썼고, '더러움을 날려보낸다' 는 뜻에서 이를 '비루(飛陋)' 라고 불러 오늘날 비누의 어원이 됐다고 전해지고 있다.

또한, 혼례를 앞둔 규수는 살갗을 희게 하기 위한 목욕을 하였다. 난탕을 비롯하여 인삼잎을 달인 인삼탕, 창포잎을 삶은 창포탕, 복숭아잎탕, 마늘탕, 살겨탕 등을 이용하였다. 그러나 조선시대에는 노출을 꺼리는 생활관습으로 인해 벌거숭이 상태로 목욕을 하지 않고, 옷을 입은 채로 신체의 구석구석을 씻었다. 이를 보고 일본의 식민사관(植民史觀)에 오염된 유명 의학사학자인 미끼 사까에(三木 榮)는 그의 저서에서 '조선인은 제 아무리 더운 여름철에도 등목이나 하고 여인들은 상반신만 수건으로 닦는 정도로 목욕을 끝마쳤다' 라고 조선인을 목욕도 안 하고 사는 야만인 취급을 한 논문을 발표하기도 했다.

한편, 조선시대에는 질병치료 및 건강유지를 위해 온천욕과 한증막이 성행하였다. 조선초기 태조와 태종은 자주 병 치료 및 보양을 위해 평산온천과 유성온천을 순행하였고, 세종 26년 갑자

정월 상계문에는 "청주에 물맛이 초(椒)와 같다고 하여 초수(椒水)라 이름을 지어 여러 질병을 다스렸다"라는 말을 듣고 그 당시 유행하던 안질을 치료코자 했으며, 초수치병자를 자세하게 방문하여 적어 올리게 하기도 했으며, 세종실록에는 온양온천이 왕의 지병을 고치게 한 공로를 인정하여 온수현에서 온수군으로 승격시켰으며, 세종은 박생후(朴生厚)라는 사람에게 쌀과 콩을 하사하고 온천지에 머물면서 목욕의 건강상의 이해(利害)를 왕명에 따라 탐지토록 하였다는 기록이 세종실록에 전해오고 있다. 심지어 세종은 왕실의 어의(御醫)인 노중례(盧重禮)에게 명하여 박생후와 함께 온천의 의학적 효과를 연구시켰으며, 현대에도 인기를 얻고 있는 한증막에 대해서도 한증승에게 한증법을 개발시키게 하여 병자를 구휼케 하였고, 어의를 파견하여 고혈압, 심장병 등의 병객에게는 한증을 금지토록 하였다고 전해지고 있다.

조선시대 왕실에서의 목욕법 역시 과학적이었다. 궁궐에 왕자가 태어나면 우선 목욕부터 시켰는데 위생과 건강을 염려하여 매화, 복숭아, 오얏나무 뿌리, 호두를 넣어서 끓인 다음에 산돼지 쓸개를 섞어서 목욕물을 만들었다. 이는 조선시대 선인들의 과학과 정성이 얼마나 높았는지를 보여준다. 한편 궁궐에는 목욕탕이 없었고 침실 옆에 붙은 조그마한 방이 왕이 목욕하는 장소였으며, 이 방은 평소에 세수하는 방이기도 하였다. 방바닥에는 기름 먹인 종이를 깔고 큰 함지박(또는 목간통)을 가져다 놓았다. 이 함지박은 몸을 완전히 담글 수 있는 어마어마한 크기로 몇백 년 된 큰 통나무를 파서 만든 것인데, 안타깝게도 지금은 남아 있지 않다. 이 목간통에는 세수간 하인이 따뜻한 물을 채우고 옆에는 냉수도 준비한다. 물이 너무 뜨거우면 냉수를 넣어 온도를 맞추기 위해서였으며, 비누는 팥으로 만든 비누를 사용하였으나, 팥비누의 효능에 대해서는 전해지는 바가 없다. 수건은 부드러운 무명 수건을 준비하였고 목욕준비가 끝나면 시녀상궁이 왕이 갈아입을 내복과 의대를 가져다 대령해 놓고 나갔다. 왕은 혼자서 목욕을 하지 않으며 왕의 보모인 봉보부인이 왕을 모시고 들어와서 시중을 들었다. 왕비도 마찬가지로 유모와 시녀가 시중을 들었다. 조선시대 귀한 여인들은 절대로 완전히 옷을 벗고 목욕하지 않아서 엷은 비단천으로 온몸을 감싸고 목간통에 들어갔다. 왕비도 목욕할 때는 옷을 벗지 않았다.

돈을 받고 여러 사람에게 목욕을 하게 하는 시설인 대중목욕탕은 개항 이전에는 없었다고 할 수 있다. 따라서 일반 서민들은 추운 겨울을 제외한 날에는 얕은 강이나 내(川), 호수 등에서 몸을 씻었고 겨울에는 물을 데워 부엌이나 헛간에서 목욕을 하였다. 양반층은 서민들과 달리 목간통이라 하여 나무로 만든 둥근 욕조를, 안방 또는 사랑방에 들여놓고 하인들이 운반해 온 더운 물을 끼얹는 방법으로 목욕을 하였다. 그러나 개항 이후 선교사를 비롯한 각국의 외국인들이 서울을 비롯한 여러 도시에 거주하게 되자, 그들은 습관상 자주 목욕을 해서 가옥의 구조를 일부 개량하여 목욕탕으로 만들거나, 목욕탕 시설을 갖춘 가옥을 짓기도 하였다.

1910년 이후에는, 많은 서양인이 드나듦에 따라 서양인 상대의 호텔과 여관이 생기게 되었다. 이러한 숙박업소들은 거의 모두 목욕탕을 구비하였다. 다만 숙박업소의 규모에 따라 방마다 욕실이 딸려 있는 곳과 방에는 없지만 크게 하나를 마련하여 함께 이용할 수 있도록 한 곳이 생겨나게 되었다. 이것이 오늘날 숙박업소가 대중탕을 겸하고 있는 시초라고 볼 수 있다.

우리나라에서 대중목욕탕의 본격적인 발전은 일제 강점기 때 다수의 일본인들이 한국에 이주해 오면서부터라고 할 수 있다. 일본인들은 그들의 기후조건 및 지형적 조건으로 자주 목욕하는 습관을 가지고 있었다. 한국에 이주한 일본인들은 목욕에 불편함을 느껴 공중욕탕을 설치하고자 했지만 한국인의 거센 반발로 쉽게 착수하지는 못했다. 왜냐하면 당시 한국적인 정서로는 여러 사람이 모인 곳에서 옷을 벗고 목욕을 하는 것은 천민들이나 하는 짓거리로 여겼기 때문이다. 이러한 가운데 우리나라에 대중탕이 처음 설립된 것은 1924년 평양에서였다. 이때 공중목욕탕은 부(府)에서 직접 운영하였으며 관리인을 따로 임명하였다. 이들은 욕탕 사용료의 수납, 시설의 보수, 욕탕 사용인원 제한 등 전반에 걸쳐 관리하였다.

서울에 공중목욕탕이 처음 세워진 때는 1925년이었다. 광복 이후 인구의 증가와 위생관념의 발전으로 사설욕탕의 숫자가 늘어나자, 욕탕영업의 허가를 위한 시설규정을 제정하였으며, 도시민의 공중보건을 위한 복지시설로 시립 공중목욕탕도 차츰 고급화되었고, 그 기능도 단순히 머리를 감고 몸을 씻는 일 이외에 휴게실 기능 등으로 다변화되었다.

공중목욕탕과 더불어 치병·치유를 위한 시설로 온천이 있다. 온천도 목욕탕과 같이 개항 이전까지만 하더라고 전통방식의 이용방법 외에는 뚜렷한 특징이 없었지만 일본인이 우리나라 온천을 개발·운영하면서 본격화되었다.

근대 한국의 온천관광 발달과정은 시대적으로 5단계로 구분할 수 있다. 1910년까지는 일본이 조선총독부(朝鮮總督府)를 설치하면서, 인근주민의 탕욕목적(湯浴目的)의 온천이용이 주류를 이루던 전통적인 한국형 온천지에 일본인의 이용과 경영이 침입되는 시기라 할 수 있다. 동래온천에 일본인이 여관을 개업하고, 온양온천에는 일본인에 의해 온양온천주식회사가 설립되었다.

1945년까지는 일본인의 온천지 개발, 경영, 이용이 본격화되었다. 1910년부터 일본에 의해 철도 및 도로가 부설되고, 토지수용령 발동 등으로 일본의 지배가 강화되면서, 각 온천지에도 일본인의 경영이 본격적으로 들어섰다.

1961년까지는 한국전쟁으로 혼란과 공백의 시기라 할 수 있다. 1962년 새로운 정부의 출범으로 정치적 안정과 계획적인 경제 정책이 시작되었다. 이와 더불어 관광사업진흥법이 제정되었고 관광공사의 설립으로 관광산업의 부흥기를 맞았다. 온천도 역시 장기적인 침체에서 벗어나 이용과 개발이 부흥기를 맞기 시작했다. 1970년대에 이르러 국민생활의 안정과 향상으로 국민관광 및 레크리에이션 활동이 활발화되기 시작했으며, 1975년 관광사업법과 관광기본법의 제정, 1981년 온천법 제정 등 관광과 온천의 개발에 관한 강력한 법제도가 탄생되었고, 고도의 경제성장과 국민소득의 증대는 관광산업 및 온천이용의 급성장을 이루는 데 시발점이 되었다.

1980년대 및 현재에 이르러 온천관광은 단순히 여가, 레저 목적의 온천이용이 아닌, 새로운 형태의 온천시설과 기능을 요구받게 되었다. 단순 온천수로서의 역할뿐만 아니라 건강 활동에 온천을 적극 이용하려는 건강증진형 온천 이용시기라 볼 수 있으며, 온천시설 또한 소규모 일반 대중탕 수준에서 동래 허심청, 이천 미란다, 부곡 하와이, 서울 온천, 아산 스파비스, 용인 등과 같이 대규모 복합형 온욕시설이 집중 개발되는 시기로 온천의 발전기라고 할 수 있다.

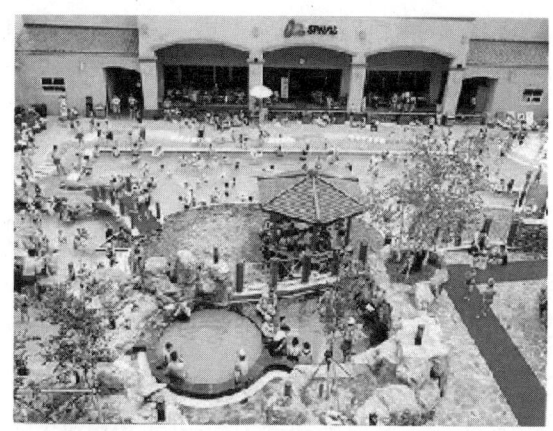

〈아산 스파비스 전경〉

3. 재미있는 목욕이야기

☆ 매춘과 목욕탕이 같은 뜻?

스튜 하우스(Stew House)는 매춘굴, 유곽지대라는 뜻을 지닌 단어다. 문란한 성으로 전염병과 매독 등의 병을 일으키는 목욕탕을 뜻하는 데서 유래되었다.

☆ 씻지 않으면 벌을 받는다?

1920년대 미국 일리노이주 오로라시에서는 씻지 않는 미국인들에게 청결습관을 들이기 위하여 '청결 기구' 가 설립되어 '청결 대 운동' 을 주창하였다. 이것을 비누회사에서 광고로 사용하여 '아이보리 비누' 가 널리 알려지는 계기가 되었다.

☆ 히틀러는 결벽주의자?

히틀러는 하루에 두 번씩 목욕을 했다. 낯선 사람과 악수를 한 뒤 손을 씻지 않으면 정신적 고통을 겪은 것으로 전해진다.

☆ "진정한 친절은 씻겨 주는 데 있다"

일본에서는 손님이 집에 찾아오면 그 집주인이 호의의 표시로 직접 몸을 씻어 주었다.

☆ 순결한 처녀는 깨진 물 단지를 갖고 있지 않다!

19세기 낭만주의 화가들은 깨진 물 단지로 처녀의 잃어버린 순결을 상징하였다.

☆ 물의 기원 '바다'

'마르(mar)' 라는 뜻의 설형단어는 '바다' 와 '자궁' 이라는 두 가지 뜻을 지녀 물의 성스러움과 탄생의 의미를 동일시한 것으로 전해진다.

☆ 목욕을 위해선 책도 불사른다!

이라크의 바그다드에는 3만개의 목욕시설이 있었다. 알렉산드리아를 정복할 때에는 4천여 곳의 대중목욕탕의 물을 데우기 위해 알렉산드리아 도서관의 책 70만 권을 태웠다.

☆ 메이데이 (5월의 목욕행사)

목욕을 즐길 수 있는 계절에 대한 감사와 자연 예찬으로, 중세의 유럽에서는 샘물가에서 목욕을 하거나 약초를 이용해 목욕을 즐겼다.

☆ 성이 난무했던 성스러운 6월의 '세례 요한의 축제'

6월의 목욕축제에서는 남녀 혼욕이 이루어졌으며, 점차 사치스러움과 방탕한 욕구가 높아져 24시간 내내 목욕을 하면서 식사를 하고 회의를 하였으며, 매춘도 이루어져 목욕을 하면서 숨을 거두는 일이 빈번하게 일어났다고 한다.

☆ 세계 최초의 샤워기

16세기에 유럽 목욕탕에서 홈통을 돌아 여러 구멍에서 분출되는 샤워기를 개발했다. 이 샤워기는 발판이 회전을 하면서 몸을 씻겨 주었다. 이것이 최초로 서서 하는 목욕이 되었다.

☆ 세계 최초의 수세식 화장실

기원전 1800년 고대 크레타 사람들은 혼자서 목욕하는 것을 즐겼으며, 청결에 대한 개념이 뛰어나 최초로 '수세식 화장실'을 개발하였다.

☆ 동양의 가장 호화스러운 목욕탕은?

중국의 양귀비 목욕탕은 욕실 길이가 19미터, 폭이 7미터로 '옥련탕'으로 불려졌다. 사과꽃 모양의 욕조에 온천물과 용뇌향을 풀어 즐겼던 것으로 전해지며, 특히 30명의 소년들의 합창을 들으면서 현종과 유희를 즐겼던 것으로 유명하다.

☆ 씻지 않는 것이 가장 섹시하다?

프랑스에서는 사람 몸에서 나는 냄새를 페르몬의 향이라 하여 선호하였다. 나폴레옹은 원정 중 부인 조세핀에게 목욕을 하지 말 것을 지시하는 등 몸 냄새를 섹시함으로 받아들였다.

☆ 목욕탕에서 본 여러 유형의 사람들

<통닭형>

주로 사우나를 애용하는 사람들로서 핀란드식이나 한방 사우나 등 구별 없이 사우나를 즐기는 부류다. 빨간 등불 아래 괜히 다 내려가지도 않은 모래시계를 뒤집어 가며 몸을 가끔 좌우로 뒤틀면서 이상한 신음 소리를 내는 특징을 갖고 있다. 대부분 체중이 자기 키에서 110을 빼고도 100이 넘는 사람들이다.

<개구리형>

냉탕과 온탕을 점프로 번갈아 가며 왔다 갔다 하는 유형으로 논

바닥의 개구리를 연상시킨다. 탕 속에서 사지를 쫘악 벌리고 서서 눈만 깜빡거리는 스타일로 이런 타입의 사람들은 건강에 좋다는 건 물불을 가리지 않는 특징을 가지고 있다.

<뱀형>

이 유형은 때를 벗기는 게 아니라 살을 벗기는 타입이다. 목욕 중엔 어금니에 잔뜩 힘을 주고, 오늘 다 못 벗기면 내년 설을 기약해야 한다는 식으로 눈을 부라리며 벗긴다.

<개폼형>

'목욕탕엔 목욕을 하러 가는 곳이 아니다!' 라는 생활수칙을 갖고 있는 사람들이다. 이런 유형의 사람들은 목욕탕에 있는 내내 양쪽 어깨와 목에 힘을 주고 목욕탕을 배회한다. 이런 부류 중에서 몸에 문신이 많은 사람에게는 가급적 눈길을 피하는 게 신상에 좋다.

<댄서형>

이 유형은 샤워기를 가만 놔두지 못하는 특징을 갖고 있다. 목욕을 하러 온 것이 아니라 마치 콘서트 장에 온 느낌을 주는 타입. 겨드랑이를 씻을 때는 요즘 유행하는 춤을 추기도 하며 발뒤꿈치 때를 닦을 때는 트위스트 춤을 추는 등 실로 다양한 쇼를 선보인다. 어떤 사람은 타올 하나만 들고 스트립쇼를 보여주기도 한다.

제2장

입욕의 기초원리

현대를 살고 있는 우리는 날로 더해 가는 공해와 스트레스로 인해 심신이 많이 지쳐 있다. 그렇다면 방법이 없을까? 그 해결책 중 하나가 바로 목욕이다. 목욕은 신체를 깨끗하게 하고 스트레스 해소는 물론, 생활의 활력소가 되기도 한다.

목욕시에는 적당한 온도, 방법, 횟수 등을 적절히 이용해야 효과적이며, 목욕에 대한 기초적 상식만 알고 있다면 그 효과는 더욱 높아진다. 다소 전문적인 내용이 많아 지루하게 읽힐 테지만, 이 장에서는 입욕에 대한 기초 원리인 피부의 해부학과 입욕의 3대 작용 등을 알아보자.

1. 피부(SKIN)

피부는 신체를 둘러싸고 있는 하나의 막이다. 이것은 우리의 생명 보존에 절대 불가결한 것이며, 나무의 나이테와 같이 그 사람이 살아온 과정과 연륜을 말해주는 것이기도 하다.

(1) 눈(Macroscpoic)으로 본 피부

신체를 덮고 있는 피부는 비교적 질기고 유연한 구조로 돼 있다. 피부는 입, 코, 안검(눈꺼풀), 생식기의 외구 및 항문 등에서 유연한 점막으로 이행된다. 감각, 보호, 체온조절, 배설, 체액탈실의 방지, 비타민D 생성 및 합성, 흡수 등의 작용을 한다.

피부의 총 면적은 개인에 따라 약간씩 차이는 있지만 평균 1.5~2.0㎡ 정도이다. 성인 남자는 약 1.6㎡, 성인 여자는 약 1.4㎡로, 이것은 유아의 약 7배 정도이다. 피부의 두께는 평균 3.0밀리미터, 피하조직을 제외한 두께는 약 1.4밀리미터 정도이다. 신체 부위 중 가장 얇은 곳은 눈꺼풀이며, 가장 두꺼운 곳은 손과 발바닥이다. 얼굴이나 가슴피부는 얇다. 사지의 굴곡부 역시 신전부보다 얇게 되어 있다.

일반적으로 지방이 비춰 보이는 정도를 피부의 투명도라고 한다. 피부의 색깔을 구별할 때 중요시되는 것으로 투명도가 높을수록 피부는 아름답다고 하는데, 갓난아기나 유아들이 유난히 아름답고 뽀얀 피부를 자랑하는 이유는, 표피의 두께가 얇고 진피내 모세관의 분포가 적으면서 글로뮈가 발달하지 않았기 때문이다. 투명도는 각질층이나 표피의 두께와 함유되어 있는 색소의 양, 진피 내 모세관의 분포수 및 혈류의 상태, 글로뮈의 발달상태와 그 기능 정도 및 피부의 수분함량 등에 의하여 결정된다. 특히, 수분함량은 유전적인 색소의 양과 달라서 인위적으로도 좌우할 수 있는 것이며, 생수를 마시는 사람이 다소 젊어 보이는 것도 이 투명도가 높기 때문이다. 나이가 들면 피부의 색이 혈색을 잃고 누렇게 되는 것은 수분이 부족하기 때문이며, 인체에 수분의 량과 연령은 깊은 관계가 있음을 알 수 있다.

(2) 현미경적(Microscopic)으로 본 피부

피부를 수직으로 절단하여 관찰하면 표피, 진피, 피하조직의 세층으로 되어 있는데, 두께는 나이, 부위에 따라서 다르다. 표피는 약 0.07~0.12밀리미터, 진피는 얇은 눈꺼풀이 0.6밀리미터, 제일 두꺼운 발바닥이 3~6밀리미터 정도이다.

① 표피(Epidermis)

표피는 많은 세포가 돌담처럼 쌓여진 것으로 상층은 편평하고, 중층은 원형, 하층은 원주상을 이룬다. 상층은 계속 탈락되어 가고, 중층은 상층의 탈락부를 계속 보충하여 주고, 하층은 계속해서 신생조직을 만들어 중층을 메워 나간다.

표피는 제일 하단의 기저층에서 유극층, 과립층, 투명층, 최상부 각화층까지 5개의 층으로 구분된다. 각질층은 무색, 무핵의

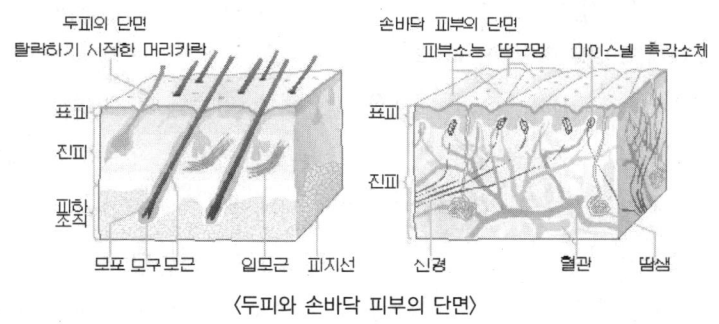

〈두피와 손바닥 피부의 단면〉

평평한 회백색 조직의 모임으로, 외부의 자극으로부터 피부를 보호하며 비듬과 때가 되어 밖으로 떨어져 나간다. 투명층은 각질화되기 전의 세포들이 서로 밀착하여 투명한 층을 이루고 있으며, 주로 손과 발바닥에 분포되어 있고, 나머지 피부에는 각질형성세포인 투명층이 없다. 과립층은 방추형(역삼각형)으로 되어 있으며, 각화효소가 함유되어 각화가 시작되며, 수분 저지막으로 이루어져 있다. 유극층은 표피의 대부분을 차지하는 데 세포에 가시가 돋친 모양을 하고 있으며, 진피의 림프액이 흘러 표피의 영양을 담당할 뿐만 아니라 표피세포의 탄력을 관장한다. 또한 제일 하층의 세포층인 기저층(Basal layer)은 표피 발생의 근원지로 기저세포 상층부에는 흑색소(melanin)라는 색소가 함유되어 있다. 피부를 갈색으로 나타나게 하는 이 색소는 기저층의 멜라닌세포에서 형성되며, 색소의 량에 따라 색깔이 다르게 보이는데 적절한 일광욕을 하면 흑색소의 증가현상이 나타나서 피부가 건강해진다. 죽은 상피세포로 구성된 각화층은 각화상피세포라고도 하며, 기저층에서 각질세포까지 올라가는 기간이 14일 정도이며, 각질층에서 머무는 기간이 14일 정도로, 사람에 따라 28~31일 정도가 되고, 어린이는 5~6일이 걸리고 노인들은 50~60일까지도 걸린다.

기저층은 70퍼센트의 수분을 함유하고 있는데 반해 각화층은 20퍼센트의 수분을 함유하고 있어 건조한 층으로 간주되며, 빛, 열, 세균 등의 물리적 자극과 화학적 자극에 대한 저항이 있어 보호작용을 한다.

표피는 혈관 및 신경, 임파관 등이 분포되어 있지 않아서 껍데

기층이라고 한다. 표피 세포는 기저층에서 생성되어 분열에 의해 위쪽으로 상승함에 따라 각질화된다. 각질층에 이르는 세포는 자연적으로 때나 비듬으로 떨어져 나가게 되는데, 이런 현상을 피부의 각화현상이라고 한다. 그러므로 피부보호를 위해 누구든지 목욕을 할 때는 때를 벗기지 않도록 해야 한다. 앞에서 말한 것처럼 때란 피부의 일부로 피부의 보호막을 형성하는 각질층이 물에 불어서 피부와의 결합력이 약해진 것이라고 말할 수 있다.

각질층은 외부환경이나 벌레의 자극으로부터 우리 몸을 보호하는 작용을 하는데, 때를 민다고 압력을 주어 각질층을 벗기게 되면 이런 보호작용을 못하게 되고 피부도 민감해진다. 따라서 피부에 묻은 기름이나 먼지를 없애려면 비누로 가볍게 샤워하는 것이 좋다.

어린아이에게 아토피성 피부염이 있는 경우는 특히 목욕을 시키면서 때를 밀지 않도록 해야 한다. 또 나이가 든 사람들에게는 정강이 부위나 팔의 바깥쪽에 피부가 튼다거나 메말라 있는 건성 습진이 있는 경우가 많다. 때를 벗기지 않아 이런 현상이 생긴 것으로 잘못 알고 더 열심히 때를 미는 경우도 있는데 이것은 대단히 잘못된 생각이다. 아토피성 피부염이나 건성습진의 경우에는 오히려 목욕을 자주 하는 것은 좋지만 비누나 세제 등의 사용을 자제해야 하고, 대개 보습역할을 하는 로션이나 크림을 발라주어야 한다.

② 진피(Dermis)
진피는 기저층과 기저막 바로 아래 있는 층으로 피부의 강도와

경도를 좌우한다. 진피는 유두층과 망사층, 유두하층으로 되어 있는데, 여러 가지 섬유가 교차되어 있어서 그 경계가 뚜렷하지 않다. 그 중 대부분을 차지하고 있는 것은 콜라겐이라는 단백질에서 만들어진 아교질 성분의 교원섬유이고, 그 사이에는 엘라스틴에서 만들어진 탄력섬유가 그물 모양으로 짜여 있다. 탄력섬유는 피부의 탄력을 주는 섬유로 노년기에 감소하고 콜라겐이 느슨해지면 잔주름이 생기고 파괴되면 골주름이 생긴다.

진피층에는 혈관, 임파관, 신경, 피지선, 한선, 모근 등이 있어서 피부의 영양, 분비, 감각 등의 기능을 도와준다. 진피는 혈관, 림프관, 감각수용기를 가진 유두층과 털, 한선, 피지선을 가진 망상층으로 구성되는데, 유두층은 표피와 접하는 유도체와 결합조직으로 되어 모세관이 피구상을 이루며 그 하나하나에 갖가지 신경의 말단이 연결되어 있어 감각을 감지한다. 유두층은 표피의 영양분과 체온조절 작용을 하고, 눈 부분의 혈액량을 조절하며, 모세혈관과 임파선이 있어 표피와 진피를 보호한다.

망상층은 결합조직과 탄력섬유로 구성되어 있다. 망상층은 피부의 강도를 갖게 해주며, 피지선과 한선 등의 피부 부속물과 동맥, 정맥 등의 혈관이 있으며, 혈관이나 신경의 말단을 보호하고 피부의 운동을 맡아보는 기능을 갖고 있어 탄력과 팽창이 큰 층이다. 임산부와 비만인 사람의 피부가 늘어나도 지탱할 수 있게 해준다. 진피는 모세혈관이 있기 때문에 피부의 혈색을 표현한다.

③ 피하조직(Subcutaneous tissue or hypodermis)
진피의 바로 아래에 위치하는 피하조직은 진피보다도 거칠고

큰 결합조직이며 많은 피하지방을 갖고 있다. 연령, 성별, 인종, 기후, 건강상태에 의해 다르며 신체의 곡선미를 나타내는 넓고 평평한 조직으로 구성되어 있다. 여자가 남자보다 피하조직이 두꺼워 추위를 덜 타는 데, 지방은 온도전달이 쉽지 않은 조직이기 때문이다.

진피와 표피조직의 경계는 확실히 구분되지는 않지만 피하조직 (피하지방)은 지방을 다량 함유하고 있어 구별이 쉽다. 피하조직은 호르몬과 관계가 깊어 여성의 신체선에 부드러움을 준다.

④ 피부의 부속물

피부의 부속물에는 모발, 손톱, 발톱, 피지선, 한선 등이 있다. 특히 피지선과 한선은 우리의 몸 건강과 중요한 관계가 있다.

• 피지선(Sebaceous glands)

피지선은 기름, 즉 지방을 분비하는 샘으로 모근에 하나씩 있다. 여기서 분비된 기름은 피부나 모발에 일정한 습도와 광택을 준다. 피지선은 모낭(털주머니)의 상피층이 진피 속으로 발육 및 분화하여 생긴 포상의 전분비선으로, 피지(기름, 지방)를 모낭 내에 분비하여 모간을 따라 피부표면으로 흘러가게 한다.

피지선은 전신에 걸쳐 분포하는 데, 특히 많은 곳은 피하지방이 적은 얼굴, 코 및 주위, 머리, 가슴 등이다. 추위에 대한 저항력이 적어 피지에 의하여 보호되고 있다.

피지선의 분비기능은 내분비계, 즉 호르몬의 지배를 받으므로 청년기에서 장년기에 걸쳐 분비기능이 항진되다가, 그 후 점차 감소된다. 그런데 목욕은 바로 신체의 이물질과 피부의 각질 및 피지를 씻어내는 과정이다. 피지는 신체를 엷게 감싸고 있는 것으로 피지를 씻어내면 새로운 피지가 분비되어 본래의 상태로 회복된다. 회복시간은 20세 전후가 약 40분, 40대는 약 8, 90분 정도로 젊을수록 피지 분비가 왕성하다. 나이가 들수록 목욕 후 살갗이 거칠어지는 것은 피부지방이 부족하기 때문이다. 그러나 그것도 약 1시간 정도 지나면 회복되는 데 피부지방은 늘 계속 분비되는 것이 아니다. 만일 그렇게 되면 피부표면에 지방이 계속 불어날 것이지만 어느 정도 피부지방이 적당량이 되면 분비는 억제된다. 따라서 피지를 씻어내지 않고 그대로 있으면 피지분비는 적게 끝나고, 반대로 자주 목욕을 하여 피지를 씻어내면 차례로 새로운 피지를 분비하지 않으면 안되므로 몸 속의 지방분을 몸 밖으로 배출하게 된다. 이와 같이 피지를 잘 씻어내면 차례로 보충되기 때문에 체내의 지방대사가 활발하게 되어 결국 비만해소에도 큰 도움을 준다. 체내의 지방이라는 것은 체내에서 운동을 해서 생긴 에너지로서 소모시키거나 피지선을 통해 분비되는 것 이외에는 소모방법이 없다.

따라서 중년 이후 비만이 시작되는 것은 운동량의 감소와 남성호르몬이 줄기 때문에 피지 분비량이 줄어 남아도는 지방의 처분이 불가능해서다. 지방분을 줄이는 데는 열심히 운동을 하여 에너지로서 소비시키거나 피지를 분비하여 배출시키는 두 가지 방법밖에는 없다.

여기서 피지 분비 능력을 향상시키면 신체의 지방대사를 활성화시키는 결과가 되기도 하지만, 수영장과 목욕장 등에서 수영 또는 목욕을 장시간하게 되면 피지가 많이 씻겨 나가서 가려움증을 유발할 수 있다. 수영 후 과도한 비누질로 샤워를 하는 경우가 많은데, 이는 피부의 피지결핍증을 유발하는 원인이 되기도 한다. 그러므로 수영 후 샤워는 가볍게 할 필요가 있고, 샤워 후에는 전신에 지방성 골드크림을 가볍게 발라주는 것도 중요한 방법이다.

한편, 피부에는 여드름이라는 반갑지 않은 피지 찌꺼기가 나타나곤 한다. 여드름이 가장 왕성한 시기는 피지분비가 가장 왕성한 사춘기를 기점으로 한다. 그래서 여드름을 '청춘의 심벌'이라고 하는 데, 여드름은 어떻게 생기는 것이고 어떻게 하면 관리를 잘할 수 있는지 알아보자.

여드름! 피부지방질, 즉 피지라는 것이 과도하게 분출되면서 마침내 노폐물로 전락한 피지 찌꺼기가 바로 여드름이다. 여드름이 생기는 이유는 피부를 둘러싸고 있는 안과 밖의 요인에 장애가 발생했음을 의미한다. 즉, 내외부적 요인으로 피부가 원치 않는 자극(독소)을 받게 되면, 자위력의 일환으로 피지라는 기름기를 분출하게 된다. 피부의 원치 않는 자극 중 환경오염과 공해, 화학성분이 함유된 화장품으로 화장독의 외부적 요인이 가장 크고, 그 다음으로 스트레스 또는 염증성 질병 등의 이유로 호르몬의 균형이 깨지면서 체내 독소가 분출되는 경우다. 이런 이유로 얼굴에 독소가 스며들기 시작하면 피부는 내외부적 요인으로 발생된 독소로부터 자신을 지키려고 피지라는 물질을 발산, 피부를 덮게 한다. 이로써 과다 피지가 형성되는 것이다. 따라서 피부를 지성과 건성으로 모호하게 분류해서 여드름을 대처하려 했다가는 더 큰 문제를 만들 수 있다.

여드름관리의 첫걸음은 피부에 찌꺼기로 남은 피지덩어리를 흉터 없이 잘 빼주는 일이다. 앞서 말했듯이 여드름은 피지 찌꺼기이기 때문에 일일이 짜내지 않으면 안 된다. 여드름은 때로 '숙변'으로 비유되곤 하는데, 피부가 노폐물이 된 피지를 제때 배설하지 못하면서 생기는 증세인 까닭이다. 따라서 숙변증세로 피부에 남아 있는 피지를 최대한 빨리 밖으로 내보는 과정이 매우 중요하다. 여드름은 피부 속에선 피지형태로 머물지만, 빠져 나올 시기를 놓치면 덩어리진다. 이러한 얼굴 피지는 절대 스스로 빠져 나오지 못하기 때문에 인위적으로 빼줘야 한다. 한번 생긴 여드름은 설령 약을 발라서 없앤다 해도 아예 사라져 버리지 않는다. 그저 눈에 보이지 않을 뿐, 피부 속 깊숙이 박혀 더 큰 문제를 일으킬 수도 있다. 그런 까닭에 4, 50대가 되어도 여드름 고민을 호소하는 경우가 흔한데, 이런 현상이 생기는 것은 그 동안 피부 속에 박혀 있던 여드름이 어떤 좋지 않은 자극에 의해 다시 고개를 내밀고 나왔기 때문이다. 그러면, 여드름은 어떻게 퇴치해야 할까? 피지와 독소로 인해 막힌 혈행(血行)을 풀어주는 마사지와 피부에 영양을 공급하는 천연재생관리를 함께 병행하는 과정을 통해 여드름 뿌리뽑기의 해결점을 찾을 수 있다. 또 될 수 있으면 여드름 치료는 전문가의 도움을 받는 것이 좋다.

• 한선(Sweat glands)

한선은 땀샘이라고도 하며 상피층이 진피 내로 발육 분화하여 나선형으로 꼬인 관상의 부분 분비선이다. 생후 약 5개월째부터 발생하여 전신에 분포되며, 특히 손바닥, 발바닥과 이마, 겨드랑이, 콧등 등에서 땀을 많이 낸다. 입술과 귀두(glans penis)에는 없으며, 그 모양의 대소 등에 따라 에크린 한선(Equiline glands)과 아포크린 한선(Apocrine glands)으로 분류된다.

아포크린 한선은 형태가 커서 대한선(큰 땀샘)이라고도 하는데 한선과 피지선과의 양쪽의 작용을 갖고 있으며, 인체에 있어서는 겨드랑이, 배꼽주위, 유두, 외음부, 항문주위 등에 있다. 사춘기 때부터 땀의 분비가 시작되며, 성적인 관계가 깊고 체취의 원인이 되기도 하는데 피지와 관련이 있어 끈적끈적한 땀이 배출된다.

에크린 한선은 온몸의 피부에 분포돼 있어서 그 수는 일생동안 변함없이 약 200~500만개라고 하며, 보통 열을 받아 체온조절을 위해 흘리는 땀으로 지방성분이 없어 끈적거림이 없는 것이 특징으로 에크린 한선에서 나오는 땀은 혈압과 밀접한 관계가 있다.

에크린 한선에서의 땀은 아세틸콜린(Acetylcholine)이라는 물질의 자극에 의해 일어난다. 한선세포에 아세틸콜린 자극이 가해지면 세포에서 칼륨(K)이 방출되고, 교체될 때 혈액에서 나트륨(Na)이 다량 들어게 된다. 세포의 나트륨 농도가 높으면 다른 세포에서 수분을 끌어들여 수분과 나트륨을 합쳐서 땀을 만들어 피부표면에 방출하여 혈압을 내리게 하는 역할을 한다. 아세틸콜린이라는 물질은 혈관을 넓히는 강력한 작용을 하는 데 땀을 흘릴 때는 피부혈관이 넓어져 혈압이 내려가게 만든다.

그런데 에크린 한선을 2백~5백만이라고 했는데 그 전부가 활동하는 것이 아니라 활동 한선과 비활동 한선이 있어 그 비율은 전체 땀샘의 30%가 활동 한선이고 20세 전후에 최고로 활동하며 나이가 먹어감에 따라 활동 한선이 줄어들며 동시에 피부표면에 지방을 공급하고 있는 피지선의 기능도 함께 저하되어 간다. 즉 나이가 들어가면서 땀도 그리 많이 흘리지 않고 피지의 분비도 적어진다는 사실이다. 그 결과 체내의 나트륨이 증가되어 지방이 늘어난다. 나트륨은 혈압을 올리고 고혈압은 동맥을 상하게 하여 동맥경화를 촉진시킨다. 또 몸속에 여분의 남은 지방분은 배 및 엉덩이 등의 피하에 모일 뿐 아니라 혈관 벽에도 많이 붙고 늘어나 동맥경화를 촉진시키는 원인이 되기도 한다. 그러므로 입욕 또는 운동을 하면 땀을 흘리는 일이나 피부의 지방을 닦아내는 것은 동맥경화를 예방하는 데 중요한 의미를 가진다.

더울 때는 혈관이 늘어나므로 혈액량이 늘어나 외부로 체온을 발산시킬 뿐만 아니라 땀도 많이 분비한다. 추울 때는 혈관이 수축되고, 땀의 분비도 감소된다. 아울러 입모근(기모근)이 수축되어 털이 모두 일어서는 동시에 피부가 두꺼워져서 추위로부터 몸을 보호한다. 체온조절 중추는 뇌의 시상하부로 자율신경을 통해 피부의 혈액량을 조절 체온을 일정하게 유지한다.

동물 중 하마는 붉은 땀, 영양은 파란 땀을 흘리는 데 사람은 초록색 담을 흘리는 색한증(色汗症) 환자를 빼면 무색 무취며 성분의 99%는 물, 나머지는 염화나트륨, 젖산, 포도당 등으로 구성되어 있다. 긴장이나 공포감 등으로 손과 이마에 생기는 '진땀' 도 있지만 대부분은 체온이 섭씨 37℃ 이상 올라가면 척추에 있는 '체온센서'의 명령에 따라 열을 내리기 위해 온몸의 한선에서 땀을 분비한다. 약 60kg의 사람이 1 l 의 땀을 흘리면 체온이 12℃

나 내려가는 효과가 있고, 체중 65kg인 사람은 섭씨 29도의 실내에 가만히 앉아만 있어도 하루에 큰 음료수 페트병(1.5 l) 두 개 분량인 3 l 나 되는 땀을 흘린다.

심지어 더위에 잘 적응하는 사람도 무더위 속에 있으면 1시간에 최대 1.5~3 l 의 땀을 흘리기도 한다. 땀을 흘리는 이유는 체온이 급격히 올라가는 '고체온증'을 막기 위한 생리적인 현상이다.

성인이 자신도 모르게 하루동안 흘리는 땀의 양은 0.4~0.7 l 이며 오랜 시간 더운 곳에 있으면 2~3 l 에 이른다. 1.5 l 음료수 페트병 두 개 정도를 채울 수 있는 양이다. 축구선수가 전후반 45분씩을 모두 뛰면 4 l , 마라톤 선수가 완주하면 6 l 의 땀이 흐른다. 사람이 의식을 잃지 않고 최대한 흘릴 수 있는 땀의 양은 약 10 l 정도다.

땀을 흘릴 때 근육이나 신경의 운동을 조절하는 나트륨, 칼슘, 마그네슘 등의 이온도 함께 배출돼 운동 신경 기능이 떨어진다. 70kg인 사람이 1.4 l 의 땀을 흘리면 운동능력이 20% 낮아진다.

특별한 이유 없이 땀이 나거나 예전보다 땀의 양이 많아지면 몸에 이상이 생겼다는 신호이며, 등에 식은땀이 나면 결핵, 땀을 흘리고 난 뒤 속옷이 누렇게 변하면 간질환을 의심할 수 있으며, 간염, 장티푸스, 암 등 발열성 질환에 걸려도 속내의를 적실 정도의 땀이 난다.

땀 분비량은 개인마다 차이가 많다. 뚱뚱한 사람이나 체구가 큰 사람은 상대적으로 체표면적이 작아 땀을 많이 흘린다. 특별한 질환이 없는데도 유난히 땀을 많이 흘리는 사람들이 있다. 줄줄

흐르는 땀이 끈적거림 등으로 인해 불편하겠지만 크게 걱정할 필요는 없다

특히 땀은 기온 특성상 여름철에 많이 흘리게 되는데 여름철 땀을 이기는 방법으로 추천하는 방법이 운동과 목욕이다. 더위를 이기면서 운동하면 열 발산 능력이 증가해 열사병 발생 가능성을 줄일 수 있고 또한, 분비되는 땀의 염분 농도가 감소해 염분 손실을 적게 할 수 있다. 운동을 시작한 지 3~5일째부터 심폐 지구력이 증가하기 시작하며, 7~10일이 지나면 땀 분비도 증가한다.

운동할 때 가장 조심해야 할 것이 수분과 염분의 섭취. 더위 속에서 운동하면 온몸의 각 조직에서 서로 혈액을 더 많이 받으려고 경쟁한다. 더욱이 땀을 많이 흘리면 혈액량이 줄어들게 되고, 심장은 심박동수를 늘여 순환하는 혈액의 양을 늘이려고 한다. 더울 때 심한 운동은 심장의 부담을 급격히 높일 수 있으므로 운동강도를 낮춰야 한다.

운동으로 많은 땀을 내게 되면 에크린 한선과 아포크린 한선에서 끈끈한 땀을 배출하게 된다. 인체의 노폐물이 함께 배출된 결과로 운동 후 가벼운 샤워는 피부의 노폐물을 제거하고 혈액순환을 원활하게 하는 효과가 있다. 덥다고 무리하게 찬물로 샤워를 하게 되면 근육 경련 및 신체가 긴장상태가 되어 좋지 않을 수도 있고, 일반 목욕탕에서 하는 것과 같이 뜨거운 탕과 사우나 도크 이용은 체력 소모가 더욱 높아져 지치게 하는 결과를 가져오므로 다소 미지근한 온도로 가볍게 샤워를 하는 것이 좋다. 비누 사용도 중성에 가까운 비누로 가볍게 하도록 한다. 알카리성 강한 비누를 사용하게 될 경우 피부가 건조해지면서, 산도가 약해져 피

부에 염증을 발생시킬 수도 있기 때문이다.

또한, 운동을 통해 땀을 흘리면 한선의 기능이 활발해지고 땀을 흘린 후 바로 닦아주는 게 좋은데 그렇지 않으면 땀구멍이 막히면서 피부에 염증을 일으킬 수도 있다. 땀을 흘리고 난 뒤 수분보충은 필수로 땀을 과도하게 흘리면 혈액순환 장애로 기운이 없어지고 식욕이 떨어진다. 심하면 탈수증이나 근육경직현상 등이 나타나며, 이때는 묽게 탄 소금물을 마시고 채소나 과일을 섭취하는 것이 좋다.

혈액의 염분 농도는 0.9%. 운동 초기에는 대개 0.3% 염분 농도를 가진 땀이 배출되며, 그후 점점 낮아져 운동 후기에는 0.2%의 땀이 배출된다. 땀으로 인한 염분 손실은 수분 손실에 비하면 별 게 아니다. 운동 중에는 10~15분 간격으로 100~200cc 정도의 물이나 이온음료를 마시는 것이 좋다. 운동 중에 갈증을 느낀다는 것은 수분 손실이 진행되고 있다는 의미다.

염분 섭취는 매우 신중해야 한다. 군 생활을 한 남성들은 여름에 훈련이나 행군을 하면서 소금을 먹었던 것을 기억한다. 하지만 염분농도가 높은(0.3%) 음료를 마시면 체내에서 물의 흡수가 지연된다. 따라서 소금을 덩어리채 먹는 것은 위험하다.

(3) 피부의 작용

① 경계로서의 피부

대체로 1.5~2㎡의 면적에 의하여 외부와 분리되고 있으며, 이 경계면이 한 점이라도 불균형을 일으키면 출혈하게 된다.

② 신경작용

피부세포에는 세포 각각에 많은 신경섬유가 연결되어 있다. 촉각, 온각, 냉각, 통각을 감지하며 피부의 혈관, 한선, 피지선, 입모근, 음낭, 음경, 유두의 평활근 색소세포 등은 자율신경의 지배를 받으며, 피부 모세혈관은 뇌척수신경의 정신작용에 의하여 수축과 이완을 한다.

③ 체온조절작용

시상하부의 영향을 받아 신경의 온열중추가 주가 되어 거기에 혈관중추, 호흡중추, 분비중추 등을 지배하에 두고 이루어지는데 앞에서 설명했듯이 추울 때는 입모근에 의하여 소름을 돋게 하여 피지선으로부터 지방을 분비하든가, 음낭이나 유두를 수축시킨다든가, 근육을 진동하거나, 몸을 움츠려 체온을 조절하게 한다. 더울 때는 피부에 있는 모세혈관이 이완되어 피부로 흐르는 혈액의 양이 늘어나게 되고, 한선에서도 활발하게 땀을 분비하여 체온을 떨어뜨리게 만든다.

④ 호흡작용

피부로부터 하등동물과는 현저한 차이가 있지만 산소를 흡입하고 탄산가스를 배출하는 작용을 하는 데 폐호흡에 비하면 탄산가스 배출은 약 1/200, 산소흡입은 약 1/180 정도로 미미한 수준이며, 그리고 신체의 약 2/3 이상 화상 또는 도료 등으로 차단될 경우 인간은 사망에 이르게 된다.

오랜 질병 등으로 침대생활을 하면 침구에 탄산가스 등 유해가

스가 남아 욕창 등의 질병이 발생하는 경우가 많아 통풍과 청결하게 하여야 한다. 그러므로 폐질환이 있는 경우에는 폐뿐만 아니라 피부를 청결히 하는 것도 매우 중요한 방법이다.

⑤ 보호작용

경계로서의 기능에 따라 보호와 방어 역할을 하는데, 타박이나 압박에 대하여 진피의 결합조직과 탄력섬유, 또 피하조직은 스프링 역할을 하는 완충지대가 된다.

또한, 피부표면의 산도가 높은 것은 세균의 발육을 저지하는 것으로 세균에 대하여도 보호기능을 갖는 데 예를 들어 목욕시 알카리성이 강한 비누로 피부를 문지르면 산도를 해치게 되어 보호기능이 떨어진다. 그래서 화장품 광고 등을 보게 되면 약산성 화장품이라는 것을 강조하는 것을 많이 볼 수 있다.

일반적으로 산성은 붙임성이 강하고 알카리성은 이탈성이 강하다. 그래서 일반적 비누는 알카리성이 강한 재료로 만들게 되며, 물 또한 뜨거울수록 알카리성이 강하고 차가울수록 산성이 강하다. 일 예로 뜨거운 물에서 비누를 사용하면 거품이 많이 나는 반면 찬물에서는 거품이 약한 것은 이러한 현상 때문이다. 그러므로 앞에서 설명했듯이 수영장 등에서 장시간 수영 후 샤워를 할 때 알카리성이 강한 비누로 온몸을 강하게 씻어주는 것은 피부의 산도를 떨어뜨리게 되어 미용에는 맞지 않다고 할 수 있다.

⑥ 분비작용

앞장 피부의 부속물에서 설명했듯이 대표적으로 한선과 피지선을 들 수 있다.

⑦ 흡수작용

인간의 피부 흡수작용은 거의 미미하지만 어느 정도의 물질은 가스체로서 피부가 흡수하게 되는데 대표적인 물질이 지방에 녹는 물질이며 액체상태의 물질은 거의 불가능하다. 이러한 작용을 이용하여 신체에 바르는 화장품과 약제를 만들고 있다.

피부의 흡수작용을 높이려면 먼저 목욕을 통해 온탕에서 피부를 충혈시켜서 피지를 씻어내면 흡수작용을 높일 수 있다. 예로 우리나라에서 단오절에 유행했던 창포탕과 유자탕은 피부로 비타민C를 흡수하였다는 사례가 되는 것이다.

⑧ 피부심장

17C 영국의 의학자 하비(W. Harvey)가 펌프에서 힌트를 얻어 인체의 혈액순환 구조를 알았고, 불란서 심장학자 로오부리박사는 "인체에는 두 개의 심장을 갖고 있는데 그것이 피부다"라고 발표했다. 이는 피부의 모세관에서도 탄산가스와 노폐물을 배출하고 산소와 영양분을 흡수하는 작용을 한다. 이는 피부가 심장과 같이 혈액순환에 매우 중요하다는 것을 의미하고 있다.

목욕도 결국은 물이라는 물질이 피부의 자극을 통해 혈액순환에 중요한 역할을 하는데 특히, 우리가 흔히 일컫는 43℃ 이상의 탕을 열탕이라고 하는데 이러한 뜨거운 탕에 신체를 담그게 되면 우선 피부에 뜨거운 자극이 오게 되고 혈액들이 피부 쪽으로 모인다. 이와 더불어 모세혈관이 확장되어 혈액의 양이 증가하게 되면서 심장은 박동수를 늘리게 되고 혈관이 확장되면 혈압은 떨어지게 된다. 그래서 식후 바로 목욕을 하게 되면 내장혈액들이 피부 쪽으로 몰려 있는 관계로 위의 운동이 에너지 부족으로 약해지게 되어, 소화불량 등의 증상이 나타난다. 공복시나 식후 1~2시간 이후에 목욕을 하는 것이 좋다.

⑨ 글로뮈(Glomus)

1707년 프랑스 의학자 레알이스가 발견하였으며, 동정맥문합 (Arteriovenous anastomosis)이라고도 한다. 글로뮈의 어원적 의미는 Artery (동맥)과 Vein(정맥)을 접합(anastomosis)했다는 의미로 모세관에서 소동맥과 소정맥을 이어주는 별도의 혈관이라는 의미다.

모세혈관에서 소동맥에서 소정맥으로 이어 주는 별도로 개통된 혈관으로 모세혈관과 글로뮈를 교대적으로 수축과 확대작용을 행하게 함으로서 사지나 피부에 혈액순환을 왕성하게 하여 모든 질병의 예방과 치료에 도움이 되게 하는 매우 중요한 혈관이다.

인체는 약 400조개의 세포와 51억개의 모세혈관이 있는데 모세관 1개가 약 8만개의 세포에 영양을 공급하고 있다고 할 수 있으며 그 중 약 70%가 사지에 집중되어 있으며 글로뮈는 모세관 하나에 하나씩 연결되어 있다.

글로뮈는 인체의 모든 표피 중에 나타나지만 특히 신체의 노출 부위인 손톱, 손 및 발의 선단, 복면, 손바닥, 발바닥, 귀, 코, 볼, 발기관에 많다. 피부표면 1㎠에서 손 501개, 손가락끝 236개, 손가락 96개, 손발톱 593개, 엄지발가락 293개, 발뒤꿈치 주변에 약 197개가 있다.

동맥경화, 당뇨, 폐결핵, 피부병, 뇌출혈, 협심증, 심장병, 신장병 등은 글로뮈를 강화시키는 것이 매우 중요한 치료 요법으로 생후 2~3개월에는 없고 그 후부터 발생하여 21세 때 가장 왕성하며 40세까지 유지되다가 그후 감소되므로 건강유지에는 글로뮈의 활동이 중요하다. 식이요법과 입욕치료로 글로뮈를 재생, 부활시킬 수 있으며 모관운동과 생채식, 냉온욕, 그리고 냉온욕이 무리가 있을 경우 풍욕을 실행하는 것이 좋다.

글로뮈, 콜라겐, 비타민C를 삼위일체라고 하는데 그 이유는 글로뮈의 주요재료는 뼈, 연골, 근육, 혈액, 모발의 주요재료가 되는 콜라겐(교원질)의 얇은 막으로 구성되어 있기 때문이다. 비타민C가 부족하면 교원질이 만들어지지 않게 되며 당연히 글로뮈도 완전할 수가 없다. 그러므로 비타민C가 풍부한 생채식 위주의 음식을 섭취하는 것도 글로뮈를 강화시켜 건강을 유지하게 할 수 있다.

그리고 글로뮈는 알콜성분이 과잉되면 동맥경화의 원인이 되며 동맥경화는 글로뮈를 경화(硬化)시키는 원인이다. 당분 과잉은 당뇨병을 유발하며 이는 글로뮈를 소실(消失), 연화(軟化)시키는 원인이 되므로 조심해야 한다.

(4) 피부 타입의 분류 및 관리요령

① 중성 피부(Normal Skin)

중성 피부란 피부의 모든 생리 작용이 정상적인 피부를 말한다. 땀과 기름(피지)의 분비 작용이 정상적이고 혈액 순환도 잘 되는 피부를 말한다. 중성 피부는 촉촉하고 매끄러우면서, 번들거리지도 않고 여드름도 없으며 모공도 크지 않다.

그러므로 피지 분비량이 적정하면 가장 이상적이 정상 피부라고 할 수 있다. 피지선의 기름 분비 작용이 중요한 역할을 하는데 즉, 피지선에서 피지라고 하는 기름 성분이 충분히 분비되어 피부 표면에 기름막(피지막)을 형성하면 수분이 외부로 빠져나가지 못하게 되어 수분을 적절히 유지시킴으로써 피부 표면을 촉촉하고 부드럽게 해준다. 중성 피부는 기름 분비량이 정상적인 상태이다.

그러나 중성 피부라도 문제가 발생할 수 있다. 중성 피부라고 해서 여드름이 전혀 생기지 않는다는 뜻은 아니며, 또한 십대에 나타나는 약간의 지성 피부는 건강한 중성 피부로 간주한다. 성인으로 모공도 크지 않으면서 중성 피부라면 정말로 행운이다. 또한 모공이 막히지 않으면 여드름도 생기지 않기 때문이다.

그리고 중성 피부는 일시적으로 균형이 깨진다 하더라도 빠르게 정상으로 회복된다. 예를 들면, 기름 성분이 많은 크림을 바르면 오랫동안 사용한 뒤에야 여드름이 생기며 지성 피부와는 달리 빨리 없어진다. 또, 외부 환경에 따라 일시적으로 건조해지거나 살이 트는 경우도 있지만 쉽게 정상 회복이 된다. 그러나 피부란 계절, 기후, 자외선, 생활 습관, 건강에 따라서 변화를 일으킬 수 있으므로 평상시 중성 피부를 유지, 관리하는 노력이 뒤따라야 한다. 건강은 건강할 때 지켜야 한다는 말과 같이, 피부도 마찬가지이다.

중성 피부 관리 요령으로 먼저 세안을 보면 중성 피부의 세안제로는 간단한 제품이 좋다. 피부를 건조하게 하거나 여드름을 유발시키는 제품은 사용하지 말아야 한다. 중성 피부에 불필요한 피부 관리 제품들을 사용하지 않는 것이 가장 중요하다. 즉, 세안제/마스크/스크럽 제품을 지나치게 남용해서는 안 된다는 뜻이다. 그러므로 저녁 관리는 미지근한 물을 5회 정도 끼얹어 피부 표면을 촉촉하게 한 다음 세안제를 손끝이나 부드러운 물수건으로 문질러서 거품을 낸다. 부드럽게 원을 그리며 문지른다. 20초 이내에 빠르게 문지른 후, 물을 끼얹어서 비눗기를 씻어내고 젖은 물수건으로 닦아준다. 그리고 미지근한 물을 15번 정도 끼얹어 준 다음 씻는다. 부드러운 타월로 물기를 두드려서 말리는 데 이때 물기를 완전히 말리지 않아야 한다. 촉촉한 상태에서 모이스처크림을 가볍게 바른다. 눈 주위에 아이 크림이 필요한 경우에는 아이 크림을 바른다.

아침 관리는 저녁 관리와 동일한 순서로 하는 데 자외선 차단제를 바른다. 모이스처 성분이 함유된 자외선 차단제를 사용하는 경우에는 모이스처(보습) 크림을 별도로 사용할 필요가 없다. 다음으로 메이크업을 한다. 메이크업을 하는 중성 피부라면 메이크업을 지우는 데 클린싱 크림을 사용할 수 있다. 그리고 피부를 건조하게 하거나 기름기가 많은 세안제는 피하도록 한다.

중성 피부인 경우에는 토너(화장수)를 사용할 필요가 없다. T자 부위가 지성인 경우와 클린싱 크림을 사용하는 경우에는 토너를 사용해도 된다. 그러나 T자 부위라고 하더라도 강한 토너 종류는 사용하지 않는 것이 좋다.

그리고 중성 피부의 경우에는 크림 타입보다는 로션 타입의 모이스처라이저가 적합하다. 기름기를 많이 필요로 하지 않는 정상 피부에는 좀더 가벼운 느낌을 주기 때문이다. 중성 피부에 모이스처라이저를 바를 때는, 얼굴을 깨끗이 세안한 직후 촉촉한 상태에서 아침, 저녁으로 얼굴과 목 전체에 고르게 펴서 바른다. 건조한 느낌이 있을 때는 덧발라준다.

중성 피부에 스크럽을 사용하면 노화 각질을 제거하여 윤기 나는 피부가 된다. 그러나 지나치게 사용하여 피부에 자극을 주면 오히려 피부를 손상시킨다는 것을 알고 있어야 한다. 일주일에 1회 정도가 적합하며 문지르는 동작은 30초 이내로 한다. 알파히드록시산 화장품을 사용하는 피부에는 스크럽을 사용하지 말아야 한다.

중성 피부의 경우 클린싱 마스크를 사용할 필요는 없다. 그러나 클린싱 마스크를 좋아하는 여성이라면 2주일에 한번 정도 사용하고 그런 다음 오랫동안 사용해서는 안 된다. 물론 피부로서 건조 증상을 나타내는 상태인 경우 마스크를 제거한 후 즉시 모이스처 크림을 바른다. 모공이 커서 진흙 팩을 사용해야 할 정도라면 중성 피부가 아니며, 복합성 피부나 약한 지성 피부에 알맞은 관리를 해야 한다.

② 건성 피부(Dry Skin)

건성 피부란 대체로 피지선에서 기름이 정상보다 적게 분비됨으로써 피부 표면에 기름막이 제대로 형성되지 않는 상태에서, 수분이 많이 소실되는 수분 부족 증상으로 지나치게 건조해 지거나 피부 표면에 비늘 증상이 일어나는 피부이다. 피부는 얇고 투명하며 모공이 거의 보이지 않는다.

건성 피부란 피부 표면인 각질층에서 수분이 외부로 많이 빠져 나가는 수분 부족 증상이다. 피지선에서 분비된 기름이 수분을 공급하는 것은 아니지만, 피지선에서 기름이 정상으로 분비되면 피부 표면에 고르게 기름막(피지막)을 형성하여 수분이 외부로 빠져나가지 못하게 해서 피부를 촉촉하고 부드럽게 해주기 때문 이다. 그러니까 나이가 들면 피부가 노화되고 피부의 기능이 약화되어 당연히 기름이 부족하게 되고 외부로 수분이 많이 빠져나 간다.

따라서 인체에서 분비되는 기름이 부족할 때 인체의 기름 성분과 유사한 성분을 외적으로 보충해 주어 건성 피부에 수분을 촉촉하게 유지해 주는 모이스처라이저(보습 크림류)가 건성 피부용 화장품이 되는 것이다. 이것은 인체에서 어떤 비타민이 부족하여 비타민 결핍증이 나타나면 비타민제를 복용하여 부족한 비타민을 보충해 주는 것과도 같다. 건성 피부는 표면(각질층)이 거칠고 단단해지면서 두터워지기 때문에 피부 표면을 통해 수분이 많이 소실된다. 수분 소실이 심해지면 피부가 갈라지는 증상을 일으키기도 하며, 이로 인해서 가려움증, 자극, 무좀이나 염증을 일으킨다. 또, 피부가 건조해지면 주름이 더 많이 생기고 심화될 수 있지만, 무조건 피부가 건조해진다고 해서 주름이 생기는 것은 아니다.

누구나 일시적으로 피부가 건조해지는 것을 경험하게 된다. 즉 외부 환경의 요인으로 햇빛에 장시간 노출되거나 실내 온도가 높아서 상대습도가 40퍼센트 이하로 떨어질 때 피부는 건조해진다.

이외에도 바람이 심하고 차가운 날씨와 건조한 날씨도 피부를 건조하게 만든다. 여기에서 우리는 상대습도가 얼마만큼 피부건조에 영향을 미치는지 알 수 있다. 상대습도가 낮아지면 외부에서 피부의 수분을 빼앗아 가기 때문이다. 심하게 당기는 피부를 가진 대다수 여성들이 습도가 높은 여름철에는 당기지 않는다고 하는 것도 상대습도에 의한 작용이다. 물론, 이와 같은 환경적 요인에 의한 건조 증상에는 보습크림을 사용하면 쉽게 해결된다.

알코올 성분이 많이 함유된 아스트린젠트를 사용하거나 스크럽(Scrubs)종류의 화장품으로 자주 문지르면 피부가 건조해지며, 뜨거운 물이나 강한 알카리성 비누로 세안하는 것도 피부를 건조하게 만든다. 목욕을 하면서 때타월 등으로 문지르거나 강한 세제를 사용해도 피부가 건조해지므로 목욕 후에는 반드시 보습크림을 발라주어야 한다. 또 물을 정상보다 적게 섭취하는 것도 피부를 건조하게 할 수 있다. 그리고 여드름 치료약품은 대부분 피부를 건조하게 하므로 피부상태에 따라 보습 크림을 발라 주어야 한다. 보습크림을 사용해도 건성 피부상태가 계속 지속된다면 전문의와 상담하는 것이 바람직하다.

건성 피부 관리요령으로 세안은 피부를 건조하게 만드는 제품을 사용해서는 안 된다. 비누나 세안제(클린저)는 일반적으로 피부를 건조하게 만드는 성분으로 제조되므로, 세안제품을 선택할 때 세심한 주의가 필요하다. 예를 들어 대부분의 비누는 알칼리성이며 피부를 건조하게 만든다. 클린싱(세안) 크림에는 피부를 건조하게 하고 자극을 일으키는 성분이 함유되는 경우가 있기 때문에 클린싱 크림을 사용한 후에는 비누로 깨끗하게 다시 한번 씻어 주어야 한다. 그래서 건성 피부용 세안제는 두 종류 이상으로 구성되기도 한다. 어떤 화장품 회사에서는 비누와 세정제가 피부를 건조하게 만들기 때문에 피부를 건조하지 않도록 해주는 크림 타입 세안제를 권장하기도 한다. 그러나 클린싱 크림에는 비누 성분이나 세정제 성분이 함유되어 있지 않기 때문에 사용 후에는 물로 깨끗이 씻어 주어야 한다.

건성 피부에는 강한 세안 제품을 사용하여 피부의 기름기를 제거해서는 안 된다는 것이다. 즉, 비누 성분이 많이 함유된 제품은 피부의 기름기 등을 잘 씻어주는 반면 피부가 건조해진다. 반대로 피부의 건조를 방지하기 위해 유화제 등을 첨가한 제품을 사용하면 기름기가 깨끗이 씻어지지 않아 모공을 막히게 할 수도 있으므로, 제품에 따라 장단점이 있다. 클린싱 크림보다는 끈끈하지 않고 물에 잘 씻기는 수분성 세안제를 피부 타입에 따라 사용하는 것이 좋다.

저녁 관리는 메이크업을 사용하는 피부에는 클린싱 크림으로 메이크업을 지운다. 클린싱 크림을 엷게 펴서 마사지한 후 미지근한 물과 젖은 물수건으로 메이크업과 기름기를 제거한다. 메이크업을 사용하지 않는 피부라면 다음 순서대로 세안한다.

ⓐ 세안제를 손끝이나 부드러운 물수건으로 가볍게 원을 그리며 가볍게 문질러서 거품을 낸다. 가능하면 20초 이내에 빠르게 문질러주어야 한다. 물을 끼얹어 비눗기를 씻어내고 젖은 물수건으로 씻어준다.

ⓑ 다시 한 번 20회 정도 물을 끼얹어 얼굴을 씻어준다.

ⓒ 부드러운 타월로 가볍게 두드려서 물기를 말린다. 물기는 완전히 말리지 않아야 한다.
ⓓ 촉촉한 상태에서 건성 피부용 모이스처 크림을 바른다.

아침 관리의 순서는 다음과 같다.
ⓐ 미지근한 물로 5회 이상 끼얹어 씻어 준다.
ⓑ 미지근한 물수건으로 씻으면 크림 성분이나 피부 표면의 노폐물은 씻겨 나간다.
ⓒ 미지근한 물로 20회 정도 끼얹는다.
ⓓ 촉촉한 상태에서 크림을 바른다.
ⓔ 자외선 차단 크림을 바른다.
ⓕ 메이크업을 한다.

건성 피부의 모공이 작거나 눈에 잘 보이지 않는 피부 상태라면 진흙 팩 종류나 딥 클린싱 마스크(팩)는 사용할 필요가 없다. 진흙은 피부를 건조하게 하며 피부의 수분을 흡수하는 작용을 하기 때문이다. 그러나 복합성 피부로 모공이 막히는 상태라면 피부 상태에 따라 팩을 사용해도 된다. 각질 제거 팩 종류는 모세관을 손상시키거나 민감성 피부에 자극을 일으킬 수 있으므로 주의하여 사용해야 한다.

일반적으로 피부를 문지르는 스크럽 종류는 지성 피부에 사용하는 것으로 알고 건성 피부나 노화 피부에는 스크럽 제품을 사용할 필요가 없다고 생각하는 여성들도 있다. 그러나 노화 피부나 건성 피부는 피부 노화 과정에서 각질이 많이 쌓이는 증상이 나타나므로 스크럽 제품을 적절히 일주일에 한번 정도 사용하면 매끄럽고 부드러운 피부를 유지하는 데 도움이 된다. 스크럽 제품을 선택할 때는 입자(알갱이)가 작을수록 피부에 자극을 일으키지 않는다는 점을 알아야 한다. 스크럽 제품은 피부를 문질러서 각질이나 노폐물을 제거하는 청결 작용을 하기 때문에 비누 성분이나 세정제 성분이 함유된 스크럽은 피해야 한다. 건성 피부용으로 스크럽을 구입할 때는 크림 타입이나 오일 성분이 함유된 제품을 선택하는 것이 좋다. 스크럽을 사용할 때는 반드시 미지근한 물을 여러 번(10회 정도) 끼얹어서 피부를 촉촉하게 한 후에 사용해야 한다.

스크럽은 2주일에 1회 이상 사용해서는 안 된다. 30초 이내에 원을 그리면서 얼굴 전체를 고르게 문질러준다. 부드럽게 문질러주면서 피부에 자극을 일으키지 않게 하는 것이 가장 중요하다.

③ 지성 피부(Oily Skin)

지성 피부는 피지샘에서 기름이 많이 분비됨으로써 피부 표면에 기름기가 많아져서 번들거리기도 하며, 모공이 크고 정상 피부나 건성 피부에 비해 두텁게 보인다. 지성 피부의 원인은 유전적인 것으로 보고 있지만, 반드시 그렇지만은 않다. 또한 지성 피부라고 해서 여드름이 유발되는 것도 아니라는 사실을 피부 상식으로 알아두어야 한다.

지성 피부는 기름샘의 기능이 활성화되어 기름(피지)이 정상보다 많이 분비되는 피부이다. 기름샘은 호르몬의 영향을 받는데, 우리 인체는 항상 호르몬의 변화를 겪기 때문에 피부도 호르몬의 영향을 받게 된다.

피지샘은 모공을 통해 기름을 분비하여 피부표면을 촉촉하면서도 부드럽게 해주는 기능을 하지만, 청년기에 피지샘의 기능이 활성화되면 피지 분비량이 많아져서 지성 피부의 원인이 된다.

따라서, 사춘기에는 피부가 지성인 경우가 많지만, 나이가 들면서 지성 피부는 호르몬의 작용이 약화되어 지성 피부에서 유발되는 여드름도 없어지면서 정상 피부로 변화한다. 예외적으로 사람에 따라서는 기름샘이 계속 활성화되어 마흔이 넘어서도 지성 상태가 지속되는 경우도 있다.

지성 피부는 피부 표면에 기름이 많기 때문에 이러한 기름 성분을 흡수하는 화장품을 사용해야 하는데, 이것이 바로 지성용 화장품이다. 반대로 기름 성분이 많이 함유된 건성용 화장품을 지성 피부에 사용하면 여드름을 유발시킬 수 있다.

대체로 여성들은 월경 7~10일 전에 호르몬 분비가 고조되어 지성 피부 상태가 되기도 한다. 임신을 하는 경우, 임신 6개월 후에는 지성 상태가 약화되지만 출산 후 호르몬이 정상으로 되었을 때 일시적으로 기름샘이 활성화되어 지성 피부 증상이 나타나기도 한다.

피지샘의 기능은 계절적인 영향을 받는다. 일반적으로 여름철에 여드름이 심화되는 것은 기름샘이 더욱 활성화되기 때문이며, 햇빛과도 관계가 있어서 피부에 따라서는 햇빛에 노출되었을 때 여드름이 심화되는 증상을 보이기도 한다.

기름샘(피지선)에서 분비된 기름(피지) 성분은 수분 손실을 막아주어 피부 표면을 촉촉하고 부드럽게 해주기 때문에 지성 피부에서는 대체로 잔주름이 적게 나타난다.

지성 피부의 또 하나의 고민거리는 모공이다. 지성 피부의 모공은 기름이 많이 분비되기 때문에 자연히 커지게 된다. 화장품 광고에 보면 아스트린젠트나 스킨토너를 사용하면 모공이 축소된다고 선전하고 있지만, 일시적 효과 이외에 실제로 모공을 축소시켜줄 수 있는 화장품은 없다. 아마도 이와 같은 종류의 화장품을 사용해 본 사람이라면 쉽게 이해할 수 있을 것이다. 모공은 지성 피부가 정상 피부로 변하면 그에 따라 변화가 일어난다. 그러나 모공은 유전적인 요소에 의해 결정되기 때문에 똑같은 정상 피부라도 모공의 크기는 개인에 따라서 모두 다르다는 점도 알아두어야 한다.

지성 피부 관리 요령으로 세안은 모공을 막거나 오일(기름) 성분이 많은 제품을 피하는 것이 가장 중요하다. 지성 피부는 기름기를 제거해야 하며, 기름기를 보충해 주어서는 안되기 때문이다. 또한 여드름을 유발시키는 성분을 함유한 제품도 피해야 한다. 지성 피부에 적합하지 않은 화장품을 선택했을 경우 훗날 화장품 여드름이 유발될 수 있다는 사실을 인식하여 세안 제품을 선택하는데 주의해야 한다. 지성 피부용 세안 제품은 젤이나 폼(거품) 타입으로, 설명서에는 물로 씻어주든지 메이크업이나 기름기를 제거하라고 표기되어 있다. 화장품점에서는 일반적으로 비누 세안만으로는 모공 속에 있는 노폐물을 제거할 수 없기 때문에 젤이나 폼 클린싱이 좋다고 설명하기도 한다.

지성 피부의 저녁 관리는 다음의 순서로 한다

ⓐ 미지근한 물로 5회 정도 얼굴에 끼얹어 피부를 부드럽게 해
   준다.
ⓑ 손끝이나 부드러운 물수건으로 얼굴에 세안제를 바르고 원
   을 그리며 빠르고 가볍게 문질러서 거품을 낸다. 20초 이내
   로 문지르는 것이 좋다. 물을 끼얹어 비눗기를 씻고 젖은 타
   월로 닦아낸다.
ⓒ 미지근한 물로 여러 번 다시 씻는다.
ⓓ 부드러운 타월로 물기를 두드려서 말린다.
ⓔ 지성 부위에 면봉으로 토너를 바른다.

　지성 피부의 아침 관리는 저녁과 동일하게 하면 된다. 단지, 세
안 후 피부 타입에 맞는 자외선 차단제를 사용하도록 한다. 메이
크업 제품을 사용할 때는 수분성 파운데이션이나 흡수성 파우더
제품을 사용하도록 한다. 여드름을 유발시키지 않는 메이크업 제
품을 사용하는 것이 중요하다. 오후에 기름기가 지나치게 많은
경우, 토너나 아스트린젠트를 면봉으로 바르거나 파운데이션 또
는 파우더를 덧바른다.
　지성 피부용 제품은 수분 성분과 함께 오일(기름) 성분이 첨가
되지 않거나 대체적으로 여드름을 유발시키지 않는 오일을 첨가
하여 만든다. 그러나 이들 성분에 대해서는 전문가들의 견해가
각기 다르다. 똑같은 지성용 화장품 성분에 대해 어떤 전문가는
여드름을 유발시키지 않는다고 하는 반면, 다른 전문가는 여드름
을 유발시킨다고 말하기도 한다. 지성 피부의 경우에는 항상 모
이스처라이저를 사용할 필요가 없다. 지성 피부란 기름기(피지)

가 많은 상태이므로 더 이상의 기름기 성분을 필요로 하지 않기 때문이다. 지성 상태에서 모이스처라이저를 바르면 모공이 막혀서 피부 문제를 일으킬 수 있다. 다만, 피부의 기름기를 흡수하는 기능이 있는 지성 피부용 제품이라면 선택적으로 사용할 수 있을 것이다. 지성 피부에 적합하게 제조된 알파하이드록시산(AHA) 제품은 피부의 기름기를 흡수하고 피지분비를 정상화시키는 데 효과가 좋다.

지성 피부에는 피부를 부드럽게 해주는 유화제가 함유되지 않은 비누타입 세안제나 세정제 타입 세안제가 좋다고 볼 수 있지만 지성 정도에 따라 세안제를 선택하는 것도 요령이다.

지성 피부에서 아스트린젠트나 토너는 피부 표면의 기름기를 제거하는 데는 효과적이지만 몇 가지 알아두어야 할 사항이 있다. 캄파나 멘솔이 함유된 토너는 피부에 자극을 일으킬 수 있으며, 여드름 방지 효과에 대해서는 의학적으로 증명된 연구 결과가 없다는 사실이다. 토너나 아스트린젠트가 피부 표면의 기름기를 제거할 수는 있지만 여드름 치료제와는 달리 어떤 효과를 미치는 것은 아니다.

지성 피부의 기름기를 제거하고 모공을 막히지 않도록 하는데는 스크럽 제품이 효과적이다. 문제는 대다수 여성들이 스크럽을 사용하면 여드름이 치료된다고 생각하고, 무턱대고 지나치게 문지르거나 오랫동안 사용한다는 데 있다. 스크럽 제품은 피부에 자극을 일으키지 않도록 주의해서 사용해야 한다. 지성 피부용 세안제에는 지나치게 문지르는 제품이 있지만, 지나치게 문지르면 자극에 의해 피부가 손상된다는 사실을 염두에 두고 주의해야 한다.

진흙 마스크(머드팩)는 피부의 기름 성분을 흡수하여 피부를 깨끗하게 해주는 작용을 한다. 클린싱 마스크도 지성 피부에 사용하면 노화 각질을 제거하는 기능을 한다. 이러한 지성 피부용 마스크(팩) 종류의 성분은 거의 비슷하다고 볼 수 있다.

④ 복합성 피부

복합성 피부는 말 그대로 피부 상태가 부위별로 일정하지 않고 혼합된 피부이며, 대체적으로 T자 부위는 지성 상태이지만 양볼과 다른 부위는 정상 피부이거나 건성 피부 상태를 나타낸다. 이마와 양볼에는 모공이 보이지만 막히지 않은 상태이며, 코와 턱 주위에는 모공이 막힌 상태의 피부이다. 일반적으로 대부분의 사람들이 복합성 피부 상태라고 볼 수 있다. 특히 T자 부위 내에서도 코의 양쪽면(특히 볼과 마주치는 부위), 이마의 가운데 부위와 턱의 중심부위에서 가장 지성 상태가 심하며, 모공이 크고 막히면서 여드름이 유발되기도 한다. T자 부위 이외의 다른 부위는 정상이나 건성 상태로 모공이 아주 작게 보인다. T자 부위 이외의 피부가 정상 피부라면 다행스러운 일이다. 여드름이 유발되지 않고 수분과 기름(유분)이 적절히 유지되는 피부이기 때문이다.

양볼은 건성이면서 턱과 코의 양쪽에 항상 여드름이 유발된다면 심한 상태의 복합성 피부에 해당되므로, 화장품을 사용할 때도 부위에 따라 건성 부위에는 건성용 제품을, 그리고 지성 부위에는 지성용 제품을 사용하는 것이 좋다.

정상 피부는 아니지만 경우에 따라 T자 부위에 여드름이 종종

유발되는 심하지 않은 복합성 피부가 있다. 이 경우에는 자신의 피부가 복합성 피부라고 생각하지 않기 때문에 기름이 많은 T자 부위 관리를 소홀히 하기 쉽다.

복합성 피부 관리 요령으로 세안은 T자 부위는 지성 상태이고 양볼이 건성 상태라면 두 가지 제품이 필요하겠지만, 이처럼 극단적인 복합성 피부는 거의 없다. 복합성 피부라면 T자 부위의 기름기를 제거하고 모공을 막히지 않게 하여 여드름이 발생하지 않도록, 다른 부위의 피부도 같이 관리하는 것이 이상적이라고 할 수 있다. 복합성 피부의 경우에는 지성 피부와 건성 피부의 상태를 모두 이해하여야 한다. 어느 부위가 건조한지와 어느 부위가 지성 상태인지를 알아야 복합성 피부에 적합한 세안제를 선택할 수 있다.

저녁 관리는 다음의 순서로 한다.

ⓐ 얼굴에 미지근한 물을 5회 정도 끼얹어서 피부를 촉촉하게 한다.

ⓑ 손끝이나 부드러운 물수건으로 세안제를 문질러서 거품을 낸다. 물을 끼얹어 비눗기를 씻어내고 젖은 물수건으로 닦는다.

ⓒ 15회 정도 물을 끼얹어서 다시 씻는다.

ⓓ 부드러운 타월로 물기를 두드려서 말린다.

ⓔ 건조한 부위에만 모이스크림을 가볍게 발라준다.

ⓕ 지성 부위(T자 부위)에는 토너나 아스트린제트를 면봉으로 바른다. 아이 크림은 필요에 따라 바른다.

아침 관리는,

ⓐ에서 ⓕ까지 취침 전의 순서와 동일하게 한다.

ⓖ 자외선 차단제를 바른다. 자외선 차단지수(SPF)는 15 정도
　가 적당하다.

　모이스처 성분이 함유된 자외선 차단제를 사용하는 경우에
　는 모이스처크림을 별도로 사용할 필요가 없다.

ⓗ 메이크업을 한다.

복합성 피부의 경우, 토너나 아스트린젠트가 효과적일 수가 있
다. T자 부위의 기름기를 제거해 줄 뿐만 아니라 T자 부위에 사
용하는 화장품의 기름 성분도 없애 줄 수 있기 때문이다. T자 부
위의 모공이 막힌 상태에 따라 적합한 화장수를 선택한다. T자
부위의 지성 상태가 심한 경우라면 지성 피부용 화장수를 사용해
도 될 것이다.

　복합성 피부의 경우에는 건조한 얼굴 부위와 목에만 모이스처
라이저를 사용해야 한다. 지성 상태인 T자 부위에는 모이스처라
이저를 사용해서는 안 된다. 복합성 피부에는 여드름 유발 성분
이 함유되지 않은 모이스처라이저를 선택하는 것이 바람직하다.
T자 부위 이외의 건조한 부분에는 정상 피부용이나 건성 피부용
모이스처라이저를 선택한다. T자 부위에는 지성 피부용 젤 타입
을 사용하는 것이 효과적이다. 복합성 피부일 경우, 최근에 개발
된 알파하이드록시산(AHA)이 함유된 모이스처라이저를 사용할
때는 T자 부위와 관계없이 얼굴 전체에 사용할 수 있다. 피지 분
비 조절을 해주기 때문이다.

복합성 피부에는 클린싱 마스크가 효과적이다. T자 부위 이외의 피부가 정상이나 건성 피부라면 T자 부위에만 클린싱 마스크를 사용한다.

⑤ 민감성 피부

화장품만 발랐다 하면 발진 증상이 일어나는 바람에 피부가 건조해도 크림 종류는 하나도 사용할 수 없는 여성들이 있다. 보통 이런 여성들은 향수뿐만 아니라 양모나 대부분의 비누에도 알레르기 반응을 일으킨다. 물론, 예외적이긴 하지만 이와 같이 외부 물질에 대하여 과민 반응을 나타내는 피부를 민감성 피부라고 한다. 어떤 여성은 가렵고 따끔거리기도 하고 자극이 잘 일어나기도 한다. 전문적으로 보면 어떤 타입의 피부를 가진 사람들은 대부분 쉽게 자극을 받는다. 하지만 반드시 그렇다고 단정지을 수는 없다.

민감성 피부의 대부분은 외부적인 환경요인, 즉 차가운 바람, 거센 바람, 자외선 등에 자극을 받는다. 이외에 접촉성 피부염을 일으키는 물질도 알레르기를 유발하는 물질(피부 과민성 물질)로 알려져 있다. 알레르기성 접촉 피부염은 알레르기를 일으키는 물질에 접촉될 때 일어나는 반응이다. 자극은 주로 어떤 물질에 처음으로 접촉될 때 일어나는 반응이다. 예를 들어 강한 알칼리 성분이나 산성성분, 섬유(특히 양모) 등이 피부에 닿으면 피부에 자극반응이 일어난다.

화장품에 의한 알레르기 반응은 쉽게 알 수 있다. 화장품에 의해 일어나는 자극은 아주 약하며, 알레르기 반응을 일으키는 피부에만 일어난다. 어떤 화장품을 몇 달 동안 사용하다가 갑자기 자극이 일어났다면 그 원인을 찾아내는 것이 어려운 일이지만, 처음 사용했을 때 자극이 일어난다면, 그 화장품이 자기의 피부에 잘 맞지 않거나, 알레르기 반응을 일으킨 것이라고 판단할 수 있다. 화장품에 의한 반응은 시간이 어느 정도 지난 후에 나타나기도 하지만 1시간 정도만 지나도 나타날 수 있다. 그 반응은 대개 따끔거리거나 가렵고 붉어지거나 좁쌀 같은 발진 증상으로 나타난다. 하지만 화장품이란 단일 성분이 아니라 여러 성분이 혼합되어 제조되므로 실제로 어떤 성분이 문제의 피부에서 반응을 일으켰는지를 찾아낸다는 것은 어려운 일이다. 최근에는 향이나 방부제를 적게 첨가하여 알레르기 반응을 일으키지 않는다는 순한 화장품도 판매되고 있지만, 이것도 알레르기 반응이 전혀 일어나지 않는다고는 볼 수 없으며 알레르기 반응이 비교적 적은 제품이라고 이해하면 될 것이다.

향과 알코올은 알레르기 반응을 일으킬 수 있다. 그러므로 향이 진한 화장품이나 알코올 성분이 함유된 스킨, 아스트린젠트는 민감성 피부에는 사용하지 않는 것이 좋다. 자극이 쉽게 일어나는 피부를 문제성 민감피부라고 한다. 그런데 최근 연구자료에 의하면 이와 같은 문제성 민감피부는 원래의 민감한 피부에다 여러 가지 화장품을 사용했을 때 나타난다고 한다. 또 민감 증상을 더욱더 악화시킬 수도 있다고 한다. 알레르기 반응은 직업적인 주위환경, 뜨거운 물, 차가운 날씨, 식물(꽃가루 등), 동물, 복용약, 신체적 질환 등 여러 가지 요인에서 기인되기 때문에 원인을 찾아내기가 쉽지는 않지만, 자주 발진 증상이 일어나는 경우라면 전문의와 상의하여 원인을 찾아내도록 노력해야 할 것이다.

민감성 피부 관리 요령으로 피부는 강한 자극과 직사광선에 매우 민감하므로 자극을 받지 않도록 한다. 유분과 영양분이 많은 화장품으로 충분히 영양공급을 해주어 피부의 저항력을 높인다. 마사지 등 피부의 기초 손질을 할 때는 자극을 덜 주고 오랜 시간 하지 않는다. 심한 민감성 피부는 피부과 전문의와 상의한다.

⑥ 비누의 선택 요령

세척제는 피부에 불필요한 먼지, 화장품, 각질, 분비물, 땀, 세균 등을 제거하여 피부를 청결하게 유지하는 것이 목적이다. 비누는 본인의 피부 타입에 따라 선택해 사용하는 것이 좋고 알레르기성 민감성 피부에는 무향의 비누를 써야 한다. 또 사용후 반드시 물로 깨끗이 여러 번 씻어내야 하며 잘 헹구지 않아 비누 성분이 피부에 남아 있게 될 경우, 피부가 건조해지고 거칠어진다. 클렌징 크림 등은 화장품을 닦아내는 데 주로 사용하므로 닦은 후에 꼭 비누 등으로 피부에 남아 있는 지방, 각질 등의 이물질들을 마저 제거해야 피부가 청결을 유지할 수 있다.

비누는 의사가 특수 처방하지 않는 한 개인적인 기호에 따라 사용하되 피부의 성질, 즉 건성, 지성에 따라 선택하는 것이 좋다. 건성 피부는 기름성분이 많이 함유된 비누를 사용하면 어느 정도 피부가 건조해지는 것을 막을 수 있으나, 일반 비누보다 크렌징 효과는 떨어지며 세안 후 보습제의 역할까지 하는 것은 아니므로 반드시 보습제를 사용해 주어야 피부 건조를 막을 수 있다. 약한 클렌저 성분과 보습 효과를 가진 제품, 그리고 알코올 함량이 적고 글리세린 등 기름 성분이 들어 있는 제품을 사용한다. 지성 피부는 일반적으로 좀더 많은 계면활성제가 포함된 비누를 사용해야 과도한 지방을 제거할 수 있다. 비누와 물로 자주 세안하는 것이 가장 싸고 효과적인 기름 제거 방법이다. 제품 상용시엔 알코올 함량이 높은 제품을 사용하여 기름을 제거한다. 메이크업은 클렌징 크림으로 지우고 비누와 물로 나머지 찌꺼기를 제거한다. 학교, 직장 같은 곳에서 세안을 충분히 할 수 없을 경우 아스트린젠트나 클렌징 패드를 사용한다. 그 외 특수 기름 흡수 종이를 이용해 과다한 기름을 제거하기도 한다. 심한 건성 및 민감성 피부에는 매우 약한 클렌저 성분과 보습 성분이 섞인 제품으로 거의 알코올이 없거나 아주 적게 포함된 제품을 사용한다. 알코올, 살리실산, 레솔시놀이 포함된 제품은 사용하지 않는 편이 좋다.

비누의 종류를 보면 일반적으로 투명 비누는 지방 함량이 높고 일반 비누보다 더 많은 지방 및 글리세린을 포함하고 있으나 비누 거품이 덜 나고 빨리 닳고 빨리 소모되므로 값이 비싸다. 일반적으로 순한 비누보다 더 순하다고 볼 수는 없으며 개인적 선호도에 따라 사용하는 경우가 많다.

액상 비누(물비누)는 딱딱한 비누 대신 물비누를 선택하는 것 역시 개인적인 기호일 뿐, 효과면에서 별 차이는 없다.

약용 비누는 여드름용 비누가 대부분이며 체취 제거 비누도 있다. 여드름용 비누나 어브레시브 비누는 자주 사용할 경우 피부 자극으로 피부가 건조해지므로 주의해서 사용해야 한다.

(5) 체질과 피부 특성

① 태양인

태양인은 뒷머리와 목덜미가 발달했고 허리와 하체는 약하며 다혈질인 형으로 간이 약하고 열이 많은 체질이라 육식을 하면 피부가 건조해지고 두드러기, 아토피성 피부질환이 잘 생긴다. 특히 가을철에 피부가 급격히 건조해질 수 있어 보습대책을 철저히 세워야 한다. 녹색 야채를 이용한 자연 팩이 좋고 우유 세안은 맞지 않는다. 현미밥, 날 생선, 조개류, 야채 중심으로 식단을 가볍게 짜는 것이 피부에 좋다.

② 소양인

소양인은 어깨와 흉곽이 발달했고 눈이 날카롭게 위로 올라갔으며 하체가 약한 형으로 주의해야 할 피부 문제는 여드름이다. 소화 기능은 왕성하지만 닭고기, 개고기, 인삼, 꿀, 황기 등 열을 내는 음식은 여드름을 악화시킬 수 있으므로 조심해야 한다. 찬 기운을 가진 보리차나 결명자 차가 좋다.

③ 태음인

태음인은 배가 나와 살집이 많고 기골이 장대한 형으로 변비로 인한 뾰루지에 주의할 것. 심폐기능이 약해 피가 탁해지고 뚱뚱해지기 쉽다. 고기류, 유제품, 치즈를 많이 먹고 윗몸 일으키기 같은 하복부 운동을 꾸준히 하는 것이 좋다.

④ 소음인

소음인은 몸이 작고 마른 편이며 상체가 약하고 엉덩이 부위가 약간 발달한 형으로 소화기관에 병이 생기면 당장 얼굴이 푸석푸석하게 붓는 체질이다. 또 스트레스에 약해 기미와 뾰루지가 생길 수 있다. 천천히 조금씩 먹는 습관을 들이면 건강하고 피부도 좋아진다. 닭고기, 개고기, 오리고기, 미꾸라지, 생강, 고추, 겨자, 쑥, 홍차, 인삼, 꿀 등 열을 내는 식품이 좋다. 반대로 우유, 달걀, 밀가루, 땀을 내는 운동이나 목욕은 나쁘다.

2. 인체의 항상성(Homeostasis)

① 항상성이란?

모든 생명체에는 스스로 자기신체를 정상상태로 유지하려고 하는 자연치유력이 있다. 이러한 치유력은 항상성(Homeostasis)이라는 용어로 설명이 가능한 데 항상성이라는 용어는 헬라어 homois(same)와 stasis(standing)의 합성어로 건강한 사람에게서 나타나는 항상 일정하게 유지되는 균형진 상태를 말하는 것으로 다시 말하면 '환경에 나타나는 변화나 신체의 스트레스의 영향에도 불구하고 신체의 구성조직이 스스로 균형을 유지하려고 하는 조절기능' 을 의미한다. 다른 말로 인체의 자연 치유력이라고도 할 수 있다.

인체의 항상성에는 약 12가지 작용으로 분류가 가능한데 이중한 가지라도 정상상태가 유지되지 않으면 질병상태가 된다. 건강이란 이와 같은 항상성이 항상 정상상태를 유지하는 생활을 의미하는 것으로 항상성의 12가지 작용을 보면 다음과 같으며, 이러한 항상성 작용은 목욕과 밀접한 관계를 가지게 되는데 목욕을 통해서 항상성 기능을 항진시키는 것을 보면 다음과 같다.

② 체온조절 작용

인체의 정상 체온은 36.5℃이며 정상범위는 36.2~37.6℃이다. 정상범위에서 약 +4℃를 벗어나게 되면 인체에는 치명적인 손상을 입게 되는데 체온이 41℃ 이상으로 오르면 경련이 나타나고 44~45℃면 사망에 이르게 된다. 그러나 체온이 반대로 내리게 되면 어느 정도는 버틸 수가 있다고 한다. 인체는 저체온에서 더 잘 견딜 수 있도록 되어 있어 고체온 상태에서는 저항이 심하게 나타난다. 만일 적당히 조치만 잘 취하면 24℃에서도 생존이 가능하지만 매우 위험한 상태가 된다.

체온은 하루동안 정상범위에서 오르내리는 데 새벽에 가장 낮고 늦은 오후에 가장 높다. 앞장에서 설명했듯이 체온조절 중추는 시상하부(hypothalamus) 발한으로 체열을 발산하고 떨림과 털 세움(소름)으로 체열을 생산한다. 인체의 열은 대부분 근육과 각종 샘(Gland)에서 생산되어 혈액을 통하여 전신에 퍼지며 피부와 소변, 대변, 호흡 등을 통해서 열을 발산한다.

목욕을 통해 땀을 낸다는 것, 즉 발한은 몸의 체온조절기능을 촉진시키는 것이라고 말할 수 있으며 또한 목욕의 주요기능인 신체 세척에도 발한은 피부 속에 들어 있는 노폐물 등을 땀과 피지를 통해 배출해 피부을 깨끗하게 하는 중요한 역할을 한다.

③ 산소와 이산화탄소의 균형작용

인간은 모체에서 세상 밖으로 나오면서 허파로 첫 호흡을 하면서 생명이 시작되고 호흡을 멈춤으로서 생을 마감하게 된다. 그러므로 호흡은 생명유지에 필수적인 요소로 호흡시 공기중의 20.9%의 산소를 포함하여 흡입하고 배출시 약 16%의 산소와 3.5%의 이산화탄소를 포함한다. 산소와 이산화탄소는 폐포에서 액화되기도 하고 기체화되기도 하여 혈액을 통하여 전신에 보급하게 되고, 호흡과 일부 피부를 통하여 배출되기도 한다.

인체의 동맥은 97%의 산소를 포함하며 정맥에서는 70%의 산소를 포함하는 데 약 27%의 차이는 세포에 공급된 산소를 의미한다. 산소는 혈액의 헤모글로빈이라는 전달물질에 의해 움직이며 체조직에서 산소농도가 낮아지면 헤모글로빈에서 분리되어 산소를 보충하게 된다.

몸을 탕속에 담그게 되면 수면의 깊이에 비례하여 몸의 표면에는 물에 의한 압력이 가해진다.이러한 압력은 횡경막이 위로 밀려 올라가는 것과 더불어 흉강의 내압이 높아져서 폐용량이 감소하게 만든다. 따라서 공기 중에 있을 때보다 호흡에 동원되는 근육의 활동이 더 많아지게 되고, 인체는 강한 산소 흡입력을 보이며, 산소와 이산화탄소간의 균형을 잡아 나가게 된다.

④ 산과 알카리의 균형

체액의 산과 알카리의 균형은 pH 7.45 정도인 약알카리 상태에서 최적이며 정상상태의 동맥혈 중 농도는 pH 7.35~7.45를 유지한다. 체액이 pH 7.35 이하로 떨어지면 신경세포의 흥분을

일으키는 산성혈증이 나타나고, 체액이 너무 알카리화되면 중추
신경계에 치명적인 타격을 준다.

목욕요법 중 냉온수교차욕은 이러한 산과 알카리가 균형을 이
루도록 도와주는 목욕요법이다. 냉수욕을 하면 체액은 교감신경
을 자극하여 체액을 산성으로 이끌고, 온욕시 체액은 미주신경을
자극하여 체액을 알카리성으로 이끈다. 결국 냉온수교차욕은 자
율신경을 조화시키고 체액을 중성화하여 산과 알카리의 균형을
유지토록 하여 각종 질병을 예방하고 치유하는 요법 중에 하나로
인정받고 있다. 냉온수교차욕에 대한 방법 및 효과는 뒷장에서
자세히 설명토록 하겠다.

⑤ 혈압과 혈류

혈압이란 심장의 혈액을 뿜어 낼 때 혈관이 받는 압력을 말한
다. 혈류는 혈압이 높은 곳에서 낮은 곳으로 흐르기 때문에 동맥
에서 정맥으로 흐르는 흐름을 일컫는다. 그러므로 혈압은 동맥에
서 가장 높고 정맥에서 가장 낮으며 혈압 측정은 주로 동맥혈압
을 대상으로 측정하게 된다. 일반적으로 혈압이
90/60~140/90mmHg 범위 내에 있을 경우 정상이라고 하는데
그 범위를 초과하면 고혈압이라 하고 범위 이하일 경우 저혈압이
라고 한다. 혈압과 혈류에 영향을 주는 요인으로는 심장 출력, 모
세혈관의 저항, 동맥의 유연성, 혈액의 용적, 혈액의 점도 등이며
나이, 체중, 스트레스, 운동 등에 따라 변하게 된다.

혈압과 목욕의 관계에서는 욕장의 물 온도가 매우 중요하다. 일
반적으로 물의 온도가 높으면 높을수록 화학반응이 빨라지기 때

문에 신진대사가 활발해져 온열작용이 몸에 깊이 침투해 커다란 영향을 끼친다. 이는 욕탕에 들어간 직후부터 맥박수가 증가하게 되고 심장에서 송출하는 혈액량도 증가하게 되기 때문이다. 동시에 혈압도 상승하게 되지만, 시간이 흐르면 모세관이 확장되어 혈류도 순조로워지므로 혈압은 떨어지게 된다. 그러므로 혈압이 높은 사람이 목욕을 통해서 효과적으로 혈압을 내리게 할 수 있다.

⑥ 혈당

혈당은 정상수치가 80~120mg/100ml이며 공복시 110mg 이하 그리고 식후 2시간 뒤에 140mg 이하이면 정상이다. 혈당수치의 항상성을 보면 혈당수치가 정상보다 내려가게 되면 간에서 당원이 분해(80mg 이하)되거나 간에서 포도당이 신생(60ml 이하)되어 부족한 혈당을 충족하게 만든다. 혈당수치가 정상보다 올라가게 되면 체조직에 지방이 생성되고 180mg 이상 오르게 되면 과잉혈당이 소변으로 배출되게 된다. 이렇게 해서 당뇨병이나 비만증이 발생한다.

여기서 당뇨병의 발생은 혈당조절능력이 떨어져 항상성이 파괴되어 생기는 질병으로 그 원인은 유전적 소질이나 비만, 과식 등 여러 가지 원인으로 발생하는 만성병이다. 목욕은 혈당의 수치와도 관계를 가지는 데 당뇨병은 동맥경화 등의 합병증을 유발하는 경우가 많다. 합병증이 있을 경우에는 고온욕을 피하는 게 좋다. 합병증이 없는 경우에는 42℃ 정도의 열탕과 사우나 도크에 의한 온열자극을 이용하면 된다. 혈당이 250mg나 되던 사람이 약 1개월 후에 150mg으로 저하되고 요당도 현저히 감소된 예가 있다.

이는 일반적으로 목욕은 신진대사를 높이고 혈당을 내리는 작용을 하기 때문이다.

⑦ 체액조절

체액은 세포내액과 세포외액으로 구성되는 데 세포내액에는 단백질, 핵산, 유지방, 탄수화물, 무기물, 비타민, 호로몬 등이 약 30~40% 정도를 차지하고 세포외액은 혈장과 간질액으로 약 20% 정도를 차지하며, 정상인의 체액은 체중의 50~70%에 해당된다. 젊고 야윈 근육형 사람의 체액이 가장 많고 늙고 비만형의 사람 체액은 감소한다. 체액조절은 항상성 작용에 있어서 매우 중요하며 그 균형이 조금만 깨어져도 질병으로 나타난다. 인체는 수시로 갈증과 소변으로 체액이 조절된다.

신체의 부종현상은 등장성 염화나트륨 용액이 다량 주입되었을 경우 체액 중 세포 외액이 팽창되는 현상이다. 많은 물을 섭취하면 소변의 양이 증가하여 체액의 균형을 유지하는데, 만약 신장의 장애로 소변을 배출하지 못하든지 또는 간장의 장애로 혈장단백질을 합성하지 못하게 되면 혈액 내의 교질 삼투압이 낮아지며 물을 배설하지 못하고 체내에 과잉한 물을 갖게 되어 부종현상이 일어난다.

특히, 부종은 신체 중 손과 다리 부분에 많이 생기게 되는데, 목욕은 이러한 부종을 효과적으로 해소가 가능하다. 다리 부분의 부종은 어떤 원인으로 체액인 임파액이나 정맥혈이 정체되어 일어난다. 물의 수압과 온열작용으로 혈관을 확장시키고 수압으로 정체되어 있던 체액을 심장 쪽으로 보내게 되면 효과적으로 다리의 부종을 해결할 수가 있다. 냉족욕, 온족욕, 냉온교차족욕 등이 좋다.

⑧ 호르몬 분비

호르몬이란 용어는 헬라어 hormon에서 온 것으로 그 뜻은 'to set in motion' 이다. 인체를 지배하는 여러 과정들 곧 신체적, 지성적 성장, 사춘기, 생식, 신진대사, 인격 개발, 내외적 여건에서 오는 스트레스에 대한 대응, 그리고 항상성의 유지를 원활하게 작동하도록 해주는 역할이다. 호르몬 분비에 이상이 생기면 여러 가지 이상 증상이 생기는 데, 예를 들면 인슐린 분비에 이상이 생기면 당뇨병이 나타나고 성장 호르몬에 이상이 생기면 기형성장이 오고 갑상선 호르몬 과잉이면 갑상선 기능항진이 나타난다.

⑨ 면역계와 백혈구

면역계의 기본적인 기능은 인체의 침입자에 대한 자체 방어기능이지 질병 치유기능은 아니다. 면역계는 동적 또는 정적 세포, 항체, 화학물질 등으로 이루어진 매우 복잡한 군집이며 자기 몸에 맞지 않는 것은 일사분란하게 연합하여 파괴하거나 제거한다. 인체에는 약 일조억개의 백혈구를 가지고 있으며 $1mm^3$의 혈액에 5,000~10,000개의 백혈구가 있다. 인체의 면역세포를 포함하여 모든 혈액 세포는 골수에서 생성된다.

⑩ 적혈구

적혈구는 작은 디스크 모양의 몸체를 가진 혈액 세포로 중심부가 둘레보다 더 얇다. 이런 모양은 산소운반기능과 관련이 있으며 핵과 미토콘드리아가 없어서 그들의 수명이 120일 정도에 지나지 않는다. 1개의 적혈구에는 2억8천개의 헤모글로빈을 가지고 있어서 혈액이 붉은 색으로 나타난다. 헤모글로빈 수치나 적혈구 수치가 비정상적으로 낮으면 빈혈이 생기게 된다. 주요 원인은 철분 부족으로 나타난다. 특히 임신 중에 태아가 철분을 많이 빼앗아 가기 때문에 빈혈현상이 많아 임산부에게 철분제로 보충하는 경우가 많다.

⑪ 교감신경과 부교감신경

자율신경계는 내분비선과 동공을 가진 기관의 평활근, 그리고 심장의 작용을 조절한다. 이러한 작용은 모두 자동적으로 움직인다. 자율신경계는 기능을 촉진시키는 작용을 하는 교감신경과 기능을 억제시키는 작용을 하는 부교감신경의 균형 속에서 중요한 임무를 수행한다. 예를 들어 스트레스를 받거나 비상사태가 발생할 경우 교감신경은 신속한 반응을 하면서 아드레날린이 분비되고 동공이 열리며 맥박과 혈압이 상승하고 기관지가 확장되어 호흡이 가빠지고 신진대사가 증가한다. 반면에 이러한 사태가 지나가게 되면 부교감신경이 동공을 축소시키고 심박과 혈압이 느리게 되고 기관지가 수축되어 호흡이 안정되며 정상수준을 유지하게 만든다.

목욕은 바로 이러한 자율신경의 기능을 되찾아 주는 역할을 하게 한다. 목욕시 발한이 촉진되는 데 이는 몸의 체온조절기능을 촉진시키는 것으로 현대인들의 자율신경 기능의 저하는 바로 목욕을 통해서 찾을 수 있다. 뜨거운 탕에 입욕하게 되면 자율신경인 교감신경계의 긴장을 높이기 때문에 소위 자율신경 실조증이 있는 사람에게는 효과적으로 목욕을 활용할 필요가 있다.

⑫ 두뇌조절

인체의 모든 부분은 신경이라고 하는 전선에 의하여 뇌와 연결되어 각자의 일을 수행한다. 120억개의 신경세포로 이루어진 뇌는 인체에서 일어나는 모든 활동과 기능을 항상 일정하게 조절하는 일을 하기 때문에 두뇌의 정상적인 작용은 건강의 필수이다.

⑬ 활동과 휴식

인간이 충분한 휴식을 취하지 못하고 과로와 스트레스, 수면부족 상태가 이어질 경우 생체리듬이 깨어지면서 각종 질병이 생기게 되어 건강을 유지하기가 어렵게 된다. 병에 걸렸다는 것은 휴식을 취하라는 인체의 명령으로 휴식은 훌륭한 치유자이기도 하다.

⑭ 항상성 방해요소

항상성 방해요소로는 여러 가지 요소가 있겠지만 대표적으로 12가지의 항상성에서 언급되었던 것으로 균형을 파괴하는 요소로는 세포장애, 염증, 약물중독, 체액불균형, 산소결핍증과 질식, 신체적 충격, 영양 불균형, 혈류 장애, 출혈, 상극온도와 화상, 이온화 방사선 등을 들 수 있다.

세포장애로 대표적인 것은 노화로 인한 퇴화(degenerations)와 외부로부터 지방이 유입되어 장애를 일으키는 침착(infiltrations)과 암의 발생, 세포의 위축과 비대로 나타나는 세포 성장장애를 들 수 있다.

약물 중독은 점진적이며 처음에는 가볍게 사용하다가 남용되고 마침내 중독상태가 되어 신체 항상성의 균형을 깨트린다. 염증은 방어기능에 문제가 발생해 생기는 증상으로 주요 세포는 백혈구며 인체가 상해를 입었을 때 생리학적 반응으로 염증이 나타나게 된다.

체액의 불균형은 산과 알카리의 불균형로 설명이 가능한데 체액이 너무 산성화되면 혼수상태 및 의식불명 등의 현상이 나타나고, 너무 알카리화되면 흥분과 신경과민, 근육경련, 발작 등의 현상을 일으킨다.

산소결핍증과 질식은 생명유지에 가장 필요한 요소이다. 산소 부족은 생명을 유지할 수 없는 상태가 되며, 산소결핍은 조직에 심각한 상해를 가져오며, 뇌의 경우 4~5분간 산소를 받지 못할 경우 뇌사상태에 이르게 한다.

상극온도와 직장온도의 생존 상하한선은 43℃~28℃로 이상의 범위를 벗어나게 되면 신체 조직에 상해가 나타나게 된다. 그러므로 목욕장에서도 열탕온도의 한계는 43℃를 넘으면 안되며, 냉탕온도도 16℃ 이하로 내려가게 되면 좋지 않다.

3. 입욕의 3대 작용

사람들이 일반적으로 목욕을 한다라고 하면 그 주요 기능은 신체세척일 경우이다. 그러나 최근에는 막연하지만 목욕이 단순히 신체세척에서 벗어나 목욕을 통해 건강을 찾으려는 사람들이 많이 나타나고 있고, 이러한 추세에 부응하듯 목욕탕도 다양하게 새로운 시설을 설치하고 고객을 유치하고 있다. 특히 건강에 좋다는 옥에서부터 맥반석, 황토사우나 도크는 기본이 되었다. 여기에 다양한 기능을 부여하여 시설을 운영하고 있는 실정이다. 그러나 이러한 시설을 해 놓고서도 건강 중심의 목욕장이라고 소개는 하지만 실질적으로는 목욕에 대한 정확한 정보와 상식 부족으로 목욕장 이용이 단순히 신체세척으로만 흐르는 경향이 있다.

신체를 뜨거운 땅에 담그게 되면 인체는 여러 가지 자극을 받게 되는데 그 중에 대표적으로 온열작용과 정수압, 부력을 입욕의 3대 작용이라고 하며 이러한 작용을 목욕에 응용할 경우 건강증진에 도움을 주게 된다는 점이다.

① 온열작용(溫熱作用)

일반적으로 목욕탕의 탕 종류에는 차가움을 느낄 수 있는 냉욕탕(25℃ 이하)과 뜨겁지도 차갑지도 않은 불감온도(不感溫度)인 34~37℃의 탕에서부터 따스함을 느낄 수 있는 저온욕탕(37~39℃)과 온탕이라고 부르는 온욕탕(39~42℃), 그리고 열탕이라고 부르는 고온욕탕(43℃ 이상)으로 구분이 된다. 우리나라에서는 다양한 탕 종류에서 불감온도의 탕과 저온욕탕을 제외한 냉탕, 온탕, 열탕 3가지가 가장 기본적으로 시설되어 있는데 이 중 36~38℃의 탕에 입욕하게 되면 심장과 허파 등의 심장기능의 변화는 극히 적지만 그 이상 높은 온도에서의 입욕은 심박수 등에 증가를 가져오게 한다.

온열작용이란 뜨거운 탕이나 사우나 도크에 입욕시 피부는 온열의 자극을 받게 되며 이에 따라 인체에 가해진 온열을 떨어트리기 위해 항상성에 입각한 신체는 자율신경에 의하여 발한을 촉진하게 만든다. 이와 더불어 모세관이 확장되어 혈액순환이 활발하게 되는데 이를 일반적으로 온열작용이라고 한다. 이 온열작용은 탕의 온도가 높을수록 화학적 반응이 크다. 우리나라 사람들은 43℃ 이상의 열탕을 즐기는 경향이 높아 이는 몸에 미치는 영향이 적지 않다는 사실을 알 수 있다.

온열작용을 하게 되는 주요 원인은 물의 열전도율(熱傳導率) 때문이다. 물의 열전도율은 공기중의 전달률보다 약 3,700배에 달하고, 공기 중에 비하여 열 방사량도 매우 커 수중에서의 운동은 에너지를 보다 많이 소모하게 한다.

온열작용의 대표적인 작용이 발한작용이다. 목욕시 우리의 신체 중 가장 먼저 영향을 주는 기관이 피부이다. 앞장에서 설명한 것과 같이 피부에는 한선과 피지선이 있어서 신체의 온도에 따라 피부를 보호하기도 하고, 발한으로 체온을 조절하기도 한다. 또한 이러한 작용이 피부에 먼지나 기름기, 세균 등은 물론 피부의 각질층과 결합하여 신체의 때를 만들고 있다.

신체가 탕 속에 있으면 온도가 상승하면서 혈액의 온도가 38℃ 전후가 되면서 땀이 흐르게 된다. 땀은 단순한 체온조절을 위한 기능만 있는 것이 아니라 오히려 피부의 모공 등에 붙어 있는 노폐물 등의 오염물질을 제거하여 피부를 깨끗하게 하는 역할을 하기도 한다. 피부가 깨끗해지면 발한은 더욱 촉진되며 이것은 몸 표면의 열 복서의 증가와 어우러져 목욕 후 상쾌한 기분을 주게 되는 것이다. 일반적으로 목욕탕이나 온천을 이용하고 나올 때 개운한 감은 때밀이와 함께 발한에 의해 피부가 청결하게 되어 나타나는 증상이라고 할 수 있다.

또한 땀을 낸다는 것은 몸의 체온조절기능을 촉진시킨다고 하였다.

현대인들은 인공적인 환경에 익숙할 뿐더러, 자율신경의 활동이나 항상성 유지가 필요치 않은 환경에 많이 노출되어 있어 기능이 저하되는 반건강인(伴健康人) 상태라고 할 수 있다. 목욕은 자율신경과 신체의 항상성을 높이며 신체 생리의 건강을 만들어주는 역할을 한다.

목욕은 온열작용에 의해 모세관의 확장 등으로 혈압을 떨어뜨리는 역할도 하게 된다. 이는 탕의 온도와 밀접한 관계가 있는데 땅의 온도가 높으면 높을수록 온열작용이 몸 속 깊이 침투하게 되고 화학반응이 빨라져 신진대사가 활발해지게 되는데 이는 심장에 큰 부담을 줄 수 있다. 뜨거운 탕속에 들어가게 되면 피부에 온열자극을 받게 되어 신체의 혈액은 자극을 받는 피부 쪽으로 몰린다. 피부 표면이 붉은 색을 띄게 되며 심장은 혈액을 송출하기 위하여 보다 많은 펌프질을 하게 되고 심박수가 목욕 직후 보다 약 2배 정도까지 증가하고 혈액량도 똑같이 증가한다. 피부 쪽으로 많은 혈액이 보내지게 되고 혈압도 높아지게 만든다. 그러나 목욕시간이 지남에 따라 몸 표면의 모세관이 확장되어 혈류가 순조로워지기 때문에 올라갔던 혈압은 오래지 않아 내리게 되고 목욕을 끝내고 난 후에 보통의 안정상태보다도 오히려 혈압이 내려가는 수도 있다. 그러므로 혈압이 높은 사람이 목욕을 효과적으로 이용할 경우 혈압을 내리게 할 수도 있다.

목욕에 의한 온열작용은 현대인의 운동부족을 어느 정도 해결해 주기도 한다.

뜨거운 욕탕에 입욕하게 되면 인체의 온도가 약 38℃ 전후가 되면 땀이 나기 시작한다. 이 땀이 피부에서 마를 때 생기는 기화열은 열의 발산을 커지게 하여 칼로리를 소모하게 만든다. 운동선수들은 체중을 빼고 몸을 줄이는 방법으로 목욕과 사우나 도크를 이용하고 있다. 목욕을 하면 호흡이 빨라지고 환기량이 늘어 공기 속에서 많은 산소를 취하게 되고 정수압으로 호흡량이 증가하게 되면서 보다 많은 산소를 소비하여 에너지를 소모하게 된다.

위에서 설명된 이러한 작용을 모르고 가끔 피로회복을 위해 목욕장을 찾아 목욕을 하고 나온 후에 피로회복이 되기는커녕 오히려 더욱 피로함을 느끼는 경우가 있다. 이는 목욕방법에 문제가 있었거나 이용한 목욕장의 탕 온도가 매우 높아 신체에 무리를 주었기 때문이다. 심장병이나 심장계통이 안 좋은 사람과 심장기능이 현저히 떨어진 노인들은 처음 2~3분간의 입욕은 매우 중요하다.

② 정수압(靜水壓)

정수압, 즉 신체압박작용이라고도 하는데, 수중에는 물 깊이

1m씩 증가할 때마다 약 76mmHg 정도의 압력을 신체 표면에 받게 된다. 다시 말하면 서 있는 자세에서 1.3m의 수중에 있게 되면 하반신에는 약 80~100mmHg 압력을 받는다. 이러한 정수압에 의해 하지(下肢) 주위는 약 1.5㎝, 배 주위는 약 3~5.5㎝, 가슴 부분은 약 2~3㎝ 정도 수축을 일으킨다.

이러한 압력은 수면 깊이에 비례하여 신체의 표면에 압력이 가해지는 데 다소 차이는 있지만 늑골벽에 싸여진 흉강 속에는 70%, 횡경막의 아래에 있는 위나 장 등의 복강에 80%, 팔, 다리에는 85%의 정수압이 작용하게 된다.

인간의 신체는 공기 중에 있을 경우와 입욕되어 있을 경우 각각의 체내 혈액분포가 다르게 나타난다. 공기 중에 서 있을 때에는 정맥혈이 중력에 의하여 아래로 흐르는 경향이 있지만 같은 자세로 입욕되었을 경우에는 혈액의 분포는 피부와 복부 등의 혈액이 수압을 받아 손, 발 등에는 임파액이나 정맥혈이 축소되어서 심장으로 회두하게 만든다. 심장에 부담을 주게 되고 이에 따라 혈액량도 증가해 심장판막증, 협심증이 있는 사람은 발작을 일으키게 한다. 즉, 공기 중에 있을 때 보다 호흡에 동원되는 근육활동이 많아지므로 운동부족으로 호흡근이 약한 장·노년층의 호흡단련에 좋다.

③ 부력(浮力)

심한 운동이나 과체중으로 인한 무릎관절 이상이나 골격 이상이 느껴져 어려움을 겪는 사람들이 많다. 그러나 수영장이나 목욕장의 물 속에 신체를 담그면 이상하리 만큼 아픈 증상이 사라진다. 이처럼 장애인 또는 사고 후유증에 수치료를 통한 재활치료를 많이 하는데 이는 바로 부력의 원리에서 나온 결과다.

부력은 '아르키메데스의 원리'에 따라 공기중의 몸무게에 비하여 약 1/10 정도로 가벼워지게 된다. 이와 더불어 물의 농도가 높으면 부력은 더욱 증가하게 되고 물 속에서 운동이 매우 용이하게 되며, 특히 하지운동으로 집중적인 근력을 만드는 운동도 가능하다. 그래서 해수 또는 농도를 높인 특수 기능탕을 이용하여 재활시설이나 해수요법이 나타나고 있다.

이러한 부력의 작용은 부상회복을 위한 재활치료, 운동부족, 요통, 긴 병상 생활, 걷기 어려운 사람, 소아마비, 기타 팔다리가 불편하면 기능회복을 위하여 목욕을 통해 회복시킬 수가 있다.

또한, 복부의 피하지방의 과다로 고민하는 사람은 욕조 내에서 배의 근육을 움직여 배에 힘을 주거나 늦추거나 하는 운동을 반복하면 복부의 피하지방을 감소시킬 수 있다.

④ 자율신경 작용과 내분비 작용

입욕은 입욕하는 시간대와 온도에 의해 자율신경 기능의 지배를 받아 호로몬의 분비에 의해 여러가지 좋은 결과를 얻었다는 연구가 발표되기도 하였다. 특히 지금까지 스트레스 등에 의한 신경의 불안정 상태와 조울증, 마라톤과 같은 심한 운동에 의한 변화 등이 스트레스에 의한 것으로 지적되었다. 이러한 스트레스에는 각종 호르몬 작용이 크게 작용한다고 밝혀졌으며 아침에 냉수욕과 저녁의 고온욕은 혈중 부신피질호르몬인 코티졸의 분비를 증가시킨다.

고온욕과 냉수욕에는 교감신경을 자극하여 흥분작용이 있는 반면, 미온욕은 부교감신경을 자극하는 진정작용이 있다. 그러므로 수면 전에 미온욕은 불면증 해소에 좋은 반면 고온욕은 흥분작용으로 불면증을 가중시킬 수 있다.

▶ 순환기능의 비교 ◀

	전신수욕	일상 공기 속
A. 심장기능 심박수 심박출량	↘↗	↗↘
B. 동맥계 평균동맥압 맥 압 말초 혈관 저항	↘↗↘	↗↘↗
C. 정맥계 중심정맥압 하반신유효 정맥압	↗↘	↘↗

⑤ 입욕의 효과

입욕의 효과는 앞의 목욕의 작용에서 설명되었던 것처럼 온열작용, 정수압, 부력 등의 작용으로 목욕을 통해 다양한 입욕 효과를 얻을 수가 있다. 특히 비만, 피부비용과 각종 성인병 등에 효과가 매우 뛰어나다.

고·저혈압 개선효과가 있는데 탕속의 물의 온도가 높을수록 온열작용이 몸에 깊이 침투한다. 또한 화학반응이 빨라 신진대사가 활발해지고, 맥박수가 증가하게 되며, 발생 혈액 송출량 증가와 동시에 혈압도 상승해 모세혈관이 확장되어 정상으로 돌아오고, 입욕 후 탕 밖으로 나오게 되면 대부분 혈압이 떨어지게 된다. 그러므로, 고혈압 환자나 심장병 환자는 고온욕은 뇌졸중을 유발시킬 수가 있어 위험하나, 저혈압 환자는 2분 미만의 고온 단기욕을 2~3회 반복하면 좋다. 일본의 중풍치료 전문 목욕장인 가게유 온천은 이러한 화학작용 때문에 대부분의 욕탕 온도가 체온보다 약간 높은 38℃ 수준으로 이곳 온천을 이용하는 고객이 느긋하게 목욕을 즐길 수 있도록 하고 있다.

체중감량에도 효과가 있어 비만 개선에 도움을 준다. 입욕을 하게 되면 발한작용에 의해 호흡이 빨라져 공기 속의 산소를 많이 취하게 된다. 입욕 전후 2배 정도 산소를 소비하게 되고 결과적으로 상당한 운동효과를 가져온다.

자율신경 개선효과가 높아 뜨거운 욕탕에 입욕하면 자율신경인 교감신경계의 긴장을 높이기 때문에 소위 자율신경 실조증이 있는 사람에게 적정한 입욕 프로그램의 활용으로 효과적 개선이 가능하다.

호흡근의 개선효과도 있다. 정수압에 의해 신체의 표면에 있는 임파액과 정맥혈이 심장으로 일제히 돌아오기 때문에 심장에서 보내는 혈액의 양도 증가하게 되고, 흉부를 압박하여 폐용량도 감소하고, 호흡에 동원되는 근육의 활동도 많아지게 된다. 최근의 운동부족으로 인하여 호흡근이 약해진 장·노년층에 적정한 입욕방법으로 개선효과가 있다.

부력을 통해 신체장애 등의 개선효과가 있는데 물의 농도(온천수, 광천수 등)가 클수록 부력에 의한 운동효과가 커 온천욕이나 약욕도 좋다.

　피부미용 및 노화방지에도 목욕은 효과가 있는데 입욕시의 발한은 신체의 부피를 청결히 하고 혈행을 지속적으로 유지하게 할 뿐만 아니라, 특히 냉온교차 자극을 받음으로써 혈행을 개선하고 신진대사를 활성화시키는 효과가 있다. 노화는 생물에게는 필연적인 것으로 노화를 완전히 방지하는 것은 불가능하지만 식사요법과 중, 저온에 입욕하게 되면 어느 정도는 노화를 늦추게 하여 건강 상태의 보전이 가능하다.

▶ 수치료시 온도효과 ◀

온 도	효 과
15℃(저열)	마취효과 및 생리적 활동의 가벼운 증진
25℃(한냉)	자극효과
28~37℃ (미온과 중온)	진정효과
39~43℃ (고온과 서온)	자극효과
44~45℃ (고열)	조직손상(화상)
48℃	손상의 상한선

▶ 온도에 따른 입욕 효과 ◀

구 분	고온욕(42℃ 이상)	미온욕(36~40℃)
혈 압	- 초기상승(고온일수록 급상승) → 2분 후 정상 → 4분 후 상승(반복) - 출욕 후 하강 1시간 후 정상 회복 - 고혈압, 뇌졸증 환자 위험	- 영향이 적음 - 입욕시 일시적 하강(20분 후 정상 회복) - 출욕 후 상승 1~2시간 후 정상 회복 - 고혈압, 뇌졸증 환자에 좋음
맥박수	10분욕에서 약 50~60% 증가하기 때문에 4~5분 적정, 10분 이상 무리	10% 정도 일시 증가하다 정상 회복
에너지 소비량	23~50% 이상 증가 속도가 빠름	10% 정도 증가
산소소비량	2.5배 이상 증가	1.5배 정도 증가
진통작용	만 성	급 성
위 작용	위산 분비 억제	위산 분비 촉진(30~35℃)
기타작용	흥분 작용	진정 작용
적정입욕 시 간	43℃ 6~8분 43℃ 이상 5분	20~30분 고혈압 환자는 10분 정도

제3장

건강목욕법

1. 일반 목욕요법

(1) 냉온수교차요법

냉온수교차욕은 냉수욕과 온수욕을 교대로 행하는 목욕법으로 써 체액을 정화시키고 기의 순환을 촉진하여 몸의 저항력을 높인 다. 또한 피로회복을 촉진시켜 주며, 혈관의 수축과 이완을 거듭 하면서 혈액과 림프액이 잘 순환되도록 한다. 이러한 이유 때문 인지 독일의 유명한 자연요법가 브라흘레(Brauchle)는 특히 냉 온수교차욕을 가리켜 수치료의 여왕이라고까지 극찬하였다.

냉탕의 온도는 14~25℃, 온탕은 38~43℃로 냉온욕을 처음 시작할 경우에는 온도의 차이를 적게 하고 익숙해질 경우 점차 온도의 차를 넓혀나간다.

냉수욕에서 시작하여 냉수에서 끝낸다. 먼저 냉탕에서 약 1분 간 몸을 담그고 나와서는 온탕에서 약 1분 정도 몸을 담근다. 냉 탕과 온탕에 들어가 냉온의 차이를 느끼지 않을 정도가 되면 그 위에 다시 몇 번 더 하는 것이 이상적이며, 또한 효과도 크다.

냉탕에서는 급격한 근육수축과 혈관수축으로 인한 혈액순환 및 마비증세가 올 수 있으므로 몸의 결리는 부분이나 염증 부분을 주무르거나, 가벼운 운동을 하는 것이 좋고 온탕에서는 가만히 있는다.

냉탕에 들어가면 몸은 산성으로 기울고 온탕에 들어가면 알칼리성으로 기울어 냉, 온탕을 거듭함에 따라 체액이 중성 또는 약알칼리성으로 개선되는 효과가 있다.

냉수욕은 교감신경을 자극하여 체액을 산성으로 이끌고, 온욕은 미주신경을 자극하여 체액을 알칼리성으로 이끈다. 또한 자율신경을 조화시키고 체액을 중성으로 만들어 여러 가지 질병 치료와 예방이 가능하다. 교감신경과 부교감신경이 서로 상호작용을 하기 때문에 자기 암시를 받기 쉬운 상태가 되어 냉온욕 중에 여러 가지 좋은 일을 생각하고 바라면 잠재의식으로 기억되어 실현 가능성이 높아지게 된다.

보통의 온욕은 몸을 덥히는 작용만 할 뿐이다. 피부의 모세혈관은 수축되지 않고 확대만 가능하며, 이런 경우는 심장이나 순환기계통이 피로를 느끼게 되며 또한 온욕만 행할 경우에는 땀을 많이 흘리게 되어 인체의 균형을 깨뜨려서 여러 가지 질병의 원인이 되기도 한다.

냉온욕은 냉수와 온수에 교대로 들어가므로 혈액, 임파액의 환류를 촉진하여 이것을 정화함과 동시에 피부를 자극하여 수축, 확대시키고 글로뮈의 기능을 완전하게 함으로써 피부를 튼튼하게 하고 전신의 건강을 증진시킨다.

냉온욕은 일반적으로 3온 4냉 또는 4온 5냉 정도가 보통이나 건강한 사람은 7온 8냉 심지어는 9온 10냉을 하는 사람도 없지 않다. 그러나 횟수를 늘려서 하고 싶은 사람은 한꺼번에 무리하게 회수를 늘리는 것보다는 점차 회수를 늘려 나가는 것이 알맞다.

흔히 광고문구에 보면 '알칼리수를 마시자', '우리 인체는 알카리를 원한다' 등의 광고를 보게 되는데 여기에 함정이 있다. 우리 인체가 너무 알칼리화되면 정신적으로 흥분상태에 빠지거나 호흡곤란 증세를 일으킬 수 있기 때문에 너무 고온욕이나 알칼리가 강한 물을 고집할 경우 우리 인체는 지나친 호흡으로 이산화탄소가 감소하거나 과다 배출 및 소변 배설 촉진으로 산기를 많이 잃어버려 도리어 인체는 쉽게 노화가 촉진된다. 그러나 냉수욕은 이와 반대현상이 나타난다.

냉온수교차욕은 인체를 중성화 및 약알칼리화하기 때문에 면역력의 증강으로 질병에 강하고 또한 치유능력도 있어 매우 중요한 역할을 한다고 할 수 있다.

가정에는 대부분 욕조가 하나인 관계로 냉온수교차욕을 수행하기가 어렵기 때문에 대중탕에서 행하는 것이 좋지만, 대중탕 또한 탕의 온도가 급격한 차이가 나는 곳이 많아 주의하면서 수행하여야 한다.

냉온수교차욕의 효능은 체액을 중성 또는 약알칼리성으로 만드는 관계로 다양한 질환에 효능이 있는데 특히 신경통, 류머티스, 두통, 당뇨병, 순환기 질환 및 스트레스 원인인 호르몬 코티솔이 현격히 감소하여 스트레스 해소 등 다양한 질환의 개선 및 예방에 효과가 있다.

냉온수교차욕은 미용에도 뛰어난 효과를 볼 수 있는데 이때에는 욕조에 다음의 첨가제를 함께 넣어서 이용하면 피부의 기미가 없어질 정도로 효과를 본다.

우선 오트밀 30g을 가루로 만들고, 젖산 5g, 붕사 2g을 섞어 미온수로 녹여 이것을 온탕에 넣고, 냉탕에는 양배추 등의 약 세 가지 종류의 야채를 짓이겨 150g을 넣어 냉온수교차욕을 하면 피부미용에 매우 좋은데, 이때 절대로 비누를 사용하게 되면 효과가 떨어지므로 냉온욕 후 비누샤워는 피하여야 한다.

냉온수교차욕시에 다소 주의가 필요하다. 우리 몸이 건강하기만 하다면 차갑거나 더운 데에서도 잘 견딜 수 있게 되어 있다. 문제는 체력이 약한 사람으로, 평소 만성적인 피로감에 시달리거나 유달리 추위를 잘 타고 몸이 냉한 것을 느끼는 사람, 신경이 예민하여 차멀리를 하거나 쉽게 현기증을 느끼는 사람, 피부가 약해서 가려움증이나 습진 두드러기 등이 잘 일어나는 사람, 신경통이 있는 사람들은 냉탕과 한증탕이 혈액순환에 도움이 된다기보다는 오히려 온도 변화를 이겨내지 못하고 혈관계통과 신경계통에 충격이 가서 심장에 부담을 주고 기운을 더 못 쓰게 된다. 적어도 피부노화가 촉진된다든지 근육통 신경통이 악화될 수도 있다. 이 점 주의를 바란다.

(2) 족탕법

다리의 부종이나 피로를 가시게 하는 방법으로는 발만을 욕탕 속에 담그는 족욕이 효과적이다.

족탕은 15~20℃의 냉족욕과 40~42℃의 온족욕이 있는데 이 두 가지 모두 발의 혈관을 확장시켜 혈액순환 상태를 바꾸어 줌으로써 발의 피로를 풀게 한다. 이 방법 이외에 더욱 강한 자극을 주는 냉온교차족욕이 있는데, 이것은 발을 40℃에 1~2분, 다음에 20℃에 30~60초 동안 교대로 담그는 식으로 3회 정도 되풀이하고 냉욕에서 끝내는 방법이다.

이 냉온교차족욕은 발의 혈관을 확실하게 확장시키며 반드시 온수로 시작하여 냉수에서 끝낸다.

다리의 부종은 어떤 원인으로 임파액이나 정맥혈이 발에 정체되었기 때문에 일어난다. 여기서의 냉온교차족욕은 몸 전체에 수압을 주어 혈액순환을 일으키는 것보다는 다리에 집중된 정맥혈의 혈관이 확장되면서 수압으로 정맥혈과 임파액을 밀어 주어 심장으로 돌아가게 하고 이후에 심장으로 갔던 혈액이 다량 되돌아오게 함으로써 다리의 부종을 치료하게 된다. 오래 서서 근무하는 사람, 하체 위주의 운동선수, 기타 다리를 많이 사용한 후에 족욕은 매우 효과적인 목욕방법이다. 유명한 오지탐험가 한비아 씨도 도보를 끝낸 저녁시간에 바로 이러한 요법을 수행하며 다리의 피로를 풀어 주었다고 한다.

임파액이란 혈액 중에 적혈구와 혈소판을 제외한 조직액이 임파관 내로 들어온 액으로 면역기능을 담당하는 체액으로 모세혈관에 집중 배치되어 있고 우임파관과 흉관을 통해 정맥에 합류하여 심장으로 유입되게 되어 있다.

물의 압력은 혈관의 운동신경이나 자율신경 기능이 스스로 작용하도록 하는 데 매우 중요한 역할을 하게 된다.

족탕법은 가정에서도 유용하게 이용할 수 있는 목욕법의 하나로 특히 어린이 감기에는 특효이다.

(3) 반신욕법

반신욕은 체온보다 약간 높은 38℃ 정도의 더운 물 속에 명치 아래쪽만을 담그는 목욕방법으로 전신욕보다는 심장에 무리가 없어 20~30분 정도의 장시간 이용도 가능하다.

반신욕은 하반신을 집중적으로 따뜻하게 데워주어 혈액의 흐름을 돕기 때문에 생리불순이나 생리통 등 부인병에 탁월한 효과가 있고, 감기예방, 정신적 긴장과 스트레스를 해소하는 데에도 효과가 탁월하다.

전신욕이 부담스러운 고혈압 환자나 심장병 환자에게도 무리가 없어 매우 좋은 방법이다.

탕에 들어가기 전 몸에 물을 끼얹지 말고 발에 물을 끼얹고 탕에 들어가 가슴밑 명치까지만 물 속에 담근다. 팔도 담그지 않는다. 조금 시간이 지나면 윗몸이 더워지면서 땀이 흐른다.

부인병의 대표적인 원인이 냉증으로 하반신이 냉하게 되면 만병의 근원이라는 한방의 원리처럼 반신욕은 한방의 가장 기본이 되는 두한족열(頭寒足熱)의 원리와 음양오행 가운데 수승화강(水昇火降)의 원리를 적용한 대표적인 목욕방법이다.

18세기 초 네덜란드의 명의 푸울하베(Boerhaave, Hermann 1668~1738)는 "머리를 식히고 발을 따뜻하게 하며 몸을 불편하게 하지 않으면 당신은 모든 의사를 비웃게 될 것이다"라는 명언을 남겨 두한족열의 원리와 반신욕의 중요성을 강조하였다.

부인병 치료를 목적으로 반신욕을 시행하게 될 경우에는 장시간 탕에 있는 것이 좋으며 한번에 끝내는 것이 아니라 두세 번 정도 잇따라 하는 것이 알맞다.

감기에는 반신욕이 치료뿐만 아니라 효과도 바로 나타난다고
한다.

저온탕에서 명치 아래의 하반신만 물 속에 담그고 느긋하게 몸
을 속으로부터 더워지게 한다.

노년에 매일 안심하고 할 수 있는 목욕법으로 가장 좋으며, 반
신욕시 발을 때때로 들어 올려 발목, 발가락을 자주 놀리면 효과
가 더욱 커지고, 이 목욕법은 심장마비 등을 걱정할 필요가 없다.

(4) 다이어트 목욕법

비만은 만병의 근원이라고 할 정도로 매우 심각한 질환이라고
한다. 예전의 비만 해소를 위해 체중 감량을 한다는 것은 여성의
미용술 중의 하나로 생각되어졌지만 최근에는 남성들도 비만으
로 고생하고 있는 사람들이 많아졌다.

비만 해소에는 가장 흔한 방법으로 식사요법과 운동요법이 보
편적으로 행해지고 있으나 목욕에 의한 발한감량법과 피지제거
법도 그에 못지 않게 대단한 효과를 낸다. 발한요법은 땀을 내는
요법이고, 피지제거법은 우리나라 최고의 목욕요법인 때밀이요
법이다.

발한이 체중을 줄여 준다고 하는 데에는 몇 가지 이유가 있는
데, 첫째는 인체를 구성하고 있는 성분 중에서 수분이 점하는 비
율이 높다는 점이다.

정상적인 사람의 몸은 약 60%가 수분이고 15%가 지방이며,
기타 뼈 등이 25%를 차지한다. 비만인 사람은 여기서 지방성분
이 다소 증가한다고 할 수 있지만 수분의 절대량은 달라지지 않

는다. 일부 의사들은 사우나 또는 목욕을 통한 체중 감소는 수분의 감소지 정작 중요한 지방은 해소가 되지 않고 신체에 무리만 주며, 다이어트 효과가 없다고 단정지어 말하기도 한다. 그러나 틀린 말은 아니지만 그렇다고 옳다고 할 수 없는 것이 바로 기화열(氣化熱)과 온열작용과 수압에 해답이 있다.

일반적으로 물 1ml가 기화할 때 약 0.58Kcal의 기화열을 빼앗아 간다. 인간의 몸도 마찬가지로 땀이 피부에서 건조할 때에는 역시 1ml당 약 0.5Kcal의 에너지를 소모하게 되며, 여기서의 에너지의 근원은 지방이다. 즉 발한요법이 중요한 것은 체내의 수분 감소가 아니라 땀의 기화에 의한 칼로리 소모가 더 큰 의미를 갖는다는 사실이다.

온열작용에 의한 발한은 수압에 의해 강한 호흡을 유도하게 되고 고온일수록 화학작용이 빨라져 강한 에너지 소모를 유도하게 된다. 이는 고온욕을 하면 지치게 되는 데에서 오는 것으로 에너지가 소모되었음을 간접적으로 알 수 있는 증거다.

목욕 다이어트 요법에는 두 번째로 피지제거법이 있다. 피지란 세포 중에 피지샘에서 생성되어 피부보호를 위해 피부 밖으로 배출하는 기름, 즉 지방이다. 우리의 대표적인 목욕문화인 때밀이는 바로 몸에 붙어 있는 지방질을 어느 정도 제거하는 역할을 한다. 일반적으로 '때'의 주요 성분을 보면 세포의 각질층에서 탈락된 죽은 세포와 피부에서 배출된 피지, 그리고 공기 중의 노폐물이 피지에 달라붙어 생긴 것으로 때밀이는 어느 정도 지방을 제거하는 효과를 본다.

다이어트 목욕의 대표적인 방법은 고온반복욕이다. 이 방법은 고온탕에 입욕 후 땀이 나기 시작하면 나와서 2~3분간 인체의 땀을 쉬면서 건조시킨 다음 다시 약 4분간 입욕한 후 다시 2~3분간 쉬는 것을 세 번 정도 반복하면 좋다. 단, 심장이나 혈압 등에 이상이 없는 사람이 하여야 한다. 이때 가급적 물의 온도는 40~42℃의 고온욕이 효과적이며 욕조 안에서 운동을 해주면 지방대사 작용을 한층 더 높일 수 있다.

또한 사우나 도크를 이용한 후 흐르는 땀을 닦지 말고 마를 때까지 기다리는 것이 효과적인데 이는 앞에서 설명하였던 것처럼 기화열이 체내의 칼로리 소모를 촉진시키기 때문이다. 사우나 이용 후 냉탕에 들어가거나 찬물로 몸 씻기를 하면 기화열을 통한 다이어트 기회를 잃게 되므로 그냥 말리는 것이 좋다.

목욕으로 다이어트를 한다고 무작정 무리하게 고온의 반복욕을 한다면 도리어 미용이나 건강에 역효과를 낼 수 있기 때문에, 어떤 다이어트 방법도 그렇지만 목욕법도 장기에 걸쳐서 시행되어야 한다는 것을 명백히 인식해 둘 필요가 있다.

이러한 다이어트 목욕법은 1주일에 세 번 정도하고 익숙해지면 점차 그 횟수를 늘려 나가는 식의 방법을 택해야 한다. 또한 운동을 통해 다이어트를 실행하고 있는 사람은 이 방법도 병행하면 더 큰 효과를 보게 된다.

목욕을 할 때 맹물목욕보다는 염분이 진한 해수나 볶은 소금 약 100g 정도를 탄 목욕이 피부지방을 제거하는 데 더욱 효과가 크다. 왜냐하면 체내의 체액농도가 얕은 때에 체내 지방 등 노폐물은 농도가 짙은 목욕물 쪽으로 침투되는 역삼투압 현상이 일어나기 때문이다. 그러므로 물의 농도를 높인 목욕물이 다이어트 효과가 높으며 이왕이면 피부미용과 혈액순환에 도움을 주는 천연 성분이 함유된 목욕용 제품을 이용하면 피부를 탄력 있고 매끄럽게 만들 수 있다.

각종 과일이나 허브잎, 꽃잎, 천일염 등으로 만든 바디샴푸나 오일, 클렌저, 로션 등은 향기나 사용감도 좋아 목욕과 더불어 충분한 다이어트 효과를 기대할 수 있다.

(5) 회춘목욕법

이미 목욕이 회춘에 도움이 된다는 것은 잘 알려진 사실이다. 목욕이 혈액의 흐름을 촉진시켜 신진대사를 활성화시키기 때문에 회춘에 도움을 준다.

중국 고전의 성전(性典)인 소녀방중경(素女房中經)에서도 옥경(玉莖)을 깨끗하게 하는 것이 양양된다고 했다. 남녀를 가릴 것 없이 그 부위를 날마다 깨끗하게 씻는 것이 정력을 길러 회춘의 건강법이 된다고 한다.

이보다 더 적극적인 방법을 설명하면 단지 남자의 그것에 물을 끼얹는 것이 아니라 물을 끼얹는 부위가 중요하며 뜨거운 물과 차가운 물을 번갈아 끼얹는 것이 비결이다. 음부의 안쪽 중심선이 있는데 여기에 물을 끼얹어 자극하는 것이 중요한 포인트로 음부를 한손으로 온수를 3~5회 뿌린다. 다음에 냉수를 3~5회 뿌리고, 이 동작을 약 5~6회 되풀이한다. 물을 뿌릴 때 옥경부위를 손끝으로 원을 그리면서 마사지를 할 경우 정력 증진의 효과가 더욱 높다. 이 방법은 가정이나 목욕장 이용시 샤워기를 이용하여 할 수도 있다.

욕탕 속에서도 손으로 고환을 감싸쥐고 부드럽게 주무르면서 앞으로 잡아당긴다. 이 같은 동작을 반복한 후 국부와 항문 사이의 회음혈을 부드럽게 마사지하면서 등뼈의 끝부분인 미추골을 주물러 주면 양물이 저절로 충만되고 끝내 발기하게 된다. 이렇게 하면 성선(性腺)의 신진대사를 촉진시키며 여러 차례 되풀이하다 보면 옥경이 부풀어올라 발기가 되고 성호르몬의 분비선이 왕성해 지게 되어 강정의 효능을 볼 수 있다.

(6) 유아 목욕법

아기의 하루 일과 중 목욕은 빼놓을 수 없는 생활의 일부가 아닐 수 없다. 유아들은 아직 면역기능이 약해 각종 세균이나 바이러스에 노출될 경우 감염 위험이 높아 목욕시 세심한 주의가 필요하다.

목욕을 하기 전에 먼저 필요한 도구를 미리 준비하고 목욕물은 반드시 끓여서 각종 균들을 죽인 후 식힌 것이 좋다.

신생아 때에는 아기 몸을 욕조 전체에 넣고 씻기기보다 저고리를 입힌 채 물에 적신 거즈로 닦아주도록 해야 한다. 그 이유는 아직까지 면역기능과 체온조절 능력이 제대로 작동하지 않기 때문에 보온성유지 등을 위해 옷을 입힌 후 부분부분을 씻긴다.

목욕시킬 때의 방의 내부 온도는 24~27℃ 정도를 유지하고 건조해지지 않게 하며, 목욕물의 온도는 약 35~36℃ 정도의 불감온도의 물이 이상적이다.

아기를 물 속에 담가 두는 시간은 5분 이내가 적당하며, 아기들은 대체로 물을 좋아하지만 너무 오랫동안 물 속에 담가 두게 되면 피부 각질층이 떨어져 가뜩이나 약한 피부에 세균이나 바이러스의 침투가 용이하며 피부 트러블이 생길 수 있기 때문이다. 그리고 목욕을 마치게 되면 심장에서 먼 발, 다리 순으로 부드럽게 마사지를 해주면 좋다.

아기가 감기에 걸려 있을 때에는 미지근한 욕조물에 저민 생강을 20g 정도를 넣고 5~10분 정도 발만 담그고 있어도 효과적인데 생강은 신체를 따뜻하게 만들어 감기에 효과적으로 작용한다.

땀띠가 있을 때에는 소금목욕 후 식초욕을 하면 효과적이다. 소금 10g 정도를 넣은 다음 아기 몸을 씻긴 뒤 약조식초 1스푼을 넣은 물로 헹궈준다.

소금은 염증이 생기는 것을 막아주고 식초는 가려움증을 완화시키는 역할을 하기 때문에 땀띠에 매우 효과적이다. 이때 욕조 두 개를 준비해 두고 신속하게 옮겨 씻겨야 감기에 걸리지 않는다.

아기가 기저귀 발진이 있을 때에는 녹차욕이 좋은데 녹차는 살균력이 강해 염증을 가라앉히고 피부막을 튼튼하게 한다. 녹차잎 15g이나 티백 3~4개를 욕조물에 넣은 다음 그 물로 씻기면 기저귀 발진이 가라앉는다.

2. 증상별 건강 입욕법

(1) 육체적 피로회복 목욕법
① 자각증상 및 목욕

자각증상
- 머리가 멍하고 아프다
- 졸립다.
- 다리가 나른하다.
- 옆으로 눕고 싶다.
- 눈이 침침하다.
- 다리가 후들거린다.
- 만사가 다 귀찮다.
- 근육 전체가 아프다.

목욕법
- 고온 장시간욕 (열탕, 42~43℃)
- 10분 전후
- 자극욕

② 입욕효과

바가지욕으로 신체를 긴장시켜 입욕초기의 혈압상승을 예방한다. 사우나의 집중적인 발한작용과 냉수의 교차욕으로 혈액순환을 활발히 하고 43℃ 이상의 고온 열탕은 체내에 피로를 촉진하는 물질인 유산을 감소시켜 육체적 피로를 회복시키는 데 도움을 준다. 25℃의 냉탕과 교차함으로써 혈관의 수축 및 이완작용으로 혈액순환이 활발해지지만 집중적인 냉온수교차욕은 지양한다.

시간은 10분 전후가 좋으며 너무 오랜 시간을 이용할 경우 고온욕에 의한 화학작용이 빨라져 육체에 에너지 소모가 많아 도리어 지치게 하는 결과가 나올 수도 있다. 단시간 이용하는 것이 좋으며, 온도가 높지 않은 38℃ 전후의 온탕의 마사지 효과가 있는 압주욕 부분에서 허리 등을 마사지하거나 머리에서부터 물을 뒤집어쓰는 물맞이욕으로 혈액을 운반하고 혈관의 활동을 조절하는 혈관 운동신경의 활동을 높여 나간다. 혈액순환을 순조롭게 해 피로물질을 배출시키는 효과가 있다.

보행탕은 발바닥을 자극할 수 있는 자갈이 깔려 있고 무릎까지만 물이 차 있는 탕에서 보행을 하면 육체적 피로 중 다리에 집중되는 정맥류를 풀어주는 효과가 있으며 냉온수교차족욕은 더욱 효과가 높다.

목욕 후에는 몸을 부드러운 타올이나 까운을 입어 몸을 보온시키면 피로를 보다 효과적으로 풀 수 있다.

(2) 정신적 피로회복 목욕법

① 자각증상 및 입욕법

자각증상
– 생각이 정리가 되지 않는다. – 정신이 산만하다. – 매일하던 일인데 집중이 안된다. – 끈기가 없어졌다. – 사소한 일인데 걱정이 된다. – 아는 것인데 도무지 생각이 나지 않는다. – 하는 일에 실수가 많다. – 다른 사람과 말하고 싶지 않다.

목욕법
– 미온 장시간욕   (온탕, 39℃) – 10~15분 전후 – 초음파욕

② 입욕효과

어딘지 모르게 의욕이 없고 결핍된 상태로 대부분의 경우 자기 생활의 리듬을 잃고 방황하는 상태다. 진정작용이 높고 인체에 무리를 주지 않는 미온욕을 장시간 이용하면 알맞다. 특히 취침 전에 규칙적으로 하면 더욱 좋다.

앞에서처럼 바가지욕으로 신체를 긴장시켜 입욕초기의 혈압상
승을 예방한다. 그런 다음 본격적인 입욕을 준비한다.

물의 회전과 기포가 부서지면서 초음파를 발진시켜 인체의 조
직에 압축과 지압의 기계적 자극을 주어 온열효과를 고루 미치게
만든다.

시간은 미온욕으로 10분 이상 장시간 이용하며, 부교감신경이
작용해 전신을 휴식 상태로 만들고 몸과 마음을 쉬게 해 정신적
피로 회복에 도움을 준다.

온탕의 파워노즐에 신체를 노출하여 인체의 조직에 압축과 지
압의 기계적 자극을 주어 온열효과를 골고루 퍼지게 한다. 불감
온도대인 온탕은 온열작용으로 마음을 차분하게 하므로 규칙적
으로 실시하는 것이 중요하다.

침탕은 38℃로 여유 있는 입욕과 최면효과가 있으며 피부혈관
확장기능으로 혈류를 좋게 하면 정신적 피로회복에 효과를 본다.

(3) 신경, 감각적 피로회복 목욕법
① 자각증상 및 목욕법

자각증상
– 어깨가 뻐근하다.
– 허리가 아프다.
– 입안이 마른다.
– 손발이 떨린다.
– 기분이 나쁘다.
– 사지가 저리거나 마비가 온다.
– 근육 등 경련이 온다.

목욕법
– 중온 장시간욕 　(온탕, 40℃)
– 10분 전후
– 냉온수교차욕 　(25℃, 42℃)

② 입욕효과

신경, 감각적 피로는 신체의 부조화 때문에 생기는 피로이므로 자율신경 중 교감신경과 부교감신경을 자극하여 신체의 발란스를 맞추는 목욕법이 필요하다.

냉온수교차욕은 체액을 중성이면서 약알카리화시켜 부조화된 신체 리듬을 평형상태에 이르게 만들며 특히, 교감신경과 부교감신경을 동시에 자극함으로써 자율신경계를 동시에 자극하여 신경적 피로회복에 큰 도움을 준다.

냉온수욕이 부담스러운 사람은 고온단시간욕도 효과가 있다. 좀 뜨겁다고 느낄 수 있는 42℃의 열탕에 1~2분간 잠깐 들어갔다 나오는 것으로 신진대사를 활발히 해주면 몸에 흥분적으로 작용한다. 이는 몸과 마음에 활기를 주어 몸의 조화를 되찾고 신경감각적 피로 회복에 도움을 주므로 주로 아침시간에 이용하는 목욕법이다.

우선 온탕에서 기계적 자극을 주어 온열효과를 골고루 퍼지게 하고 중간중간에 약 25℃ 정도의 냉탕에 신체를 담금으로써 혈관의 수축 및 이완작용으로 혈액순환을 활발하게 만든다. 특히 신체의 결리는 부분에 집중적인 자극이 필요하며, 사우나 도크는 90~110℃가 적당하다. 심장 및 혈액순환, 호흡기, 체력증진에 큰 영향을 준다.

(4) 스트레스 해소 목욕법
① 자각증상 및 입욕법

자각증상
– 밤중에 잠이 깨어 다시 잠을 들수가 없다. – 다리가 흔들리고 손이 떨린다. – 밝은 곳에서는 눈이 어두워져 정상회복이 늦다. – 생각이 정리가 잘 되지 않고, 다른 사람 일이 걱정된다. – 가슴이 답답하다.

목욕법
– 미온 장시간욕 (온탕, 39℃) – 반신욕 – 20분 전후

② 입욕효과

스트레스는 다른 피로 증세와는 달리 자각증세를 얻기가 쉽지 않다. 교감신경의 긴장이 밤에까지 지속된다면 당연히 스트레스가 쌓인다. 그러므로 부교감신경을 자극시키는 39℃의 미온욕에 물이 가슴까지만 차게 하는 반신욕이 효과적이다.

스트레스는 특히 머리 부분은 피로한데 신체는 피로하지 않은 신체의 부조화에서 많이 생기는 증상이다. 머리는 시원하게 하고 몸은 따뜻하게 해야 한다. 약 43℃의 열탕에 30초에서 1분간 잠깐 들어가 신체를 자극하여 머리에 올라와 있는 혈액을 몸 전체로 고루 내보내는 노천욕도 매우 효과적인데, 이때 물 속에는 몸 전체를 가볍게 문질러 주어 혈액을 전신에 고루 퍼지게 마사지한다.

술탕도 전통적으로 스트레스 해소에 적당하나 신체 흡수가 빨라 짧은 시간 이용하는 것이 좋다.

(5) 심장병 목욕법

① 자각증상

과거에 심장병 경력이 있거나 만성적인 심장병 환자가 시행하는 방법이다.

② 목욕법

목욕으로 심장병을 개선시키는 방법은 없으며 심장에 무리가 없이 목욕을 즐길 수 있도록 하는 방법은 39℃에서 장시간 미온 반신욕이다.

③ 입욕방법 및 효과

심장병 환자는 탕속에 몸을 담그는 것을 가슴까지만 하여야 심장에 무리를 주지 않는다. 근본적으로 심장병 환자에게는 입욕치료는 없으나, 목욕온도 43℃ 이상의 열탕에 입욕하면 모세혈관, 대동맥, 정맥 등이 확장되어 혈류량과 손발의 혈액용량이 증가되기 때문에 내장혈관은 반사적으로 수축하여 세포간의 체액이나 저장용량 등 동원 말초혈관의 저항이 줄고 혈액속도와 맥박수가 현저히 증가하게 되어 심장에 무리를 줄 수 있다.

39℃ 전후의 불감온도대에서는 심장에 부담이 적어 심장병 환자에 용이한 탕온이다. 입욕방법은 우선 바가지로 중온의 온수를 5배 정도 다리부터 차근차근 뿌려 주어 교감신경을 자극해 목욕준비를 신체에 알린다. 온탕에 와서는 입수시 가슴 밑 배꼽 부분까지 입수하고 팔은 물 밖으로 하여 앉는다.

시간은 5분 정도 있다가 탕 밖으로 나와 2분간 쉰 후 다시 입수하는 방법이며, 약 2~3회 되풀이한 후 온상에 누워 장시간 휴식을 취한다. 이렇게 하면 심장병이 악화되는 일은 없다. 심장병 치료는 목욕법에 없다.

사우나 요법은 혈관의 수축·이완작용을 통해 심장을 튼튼하게 하는 역할을 하나 심장병 환자에게는 무리를 줄 수 있어 짧은 시간의 이용이 바람직하다.

심장의 안정를 위하여 수온은 불감온도(38℃)대의 탕이 적당하며 원활한 혈액순환을 위하여 온상에서의 장시간 휴식이 도움이 된다.

(6) 고혈압 개선 목욕법

① 자각증상
과거에 고혈압 증상의 경력이 있거나 만성적인 고혈압 환자가 시행하는 방법이며 다혈질의 성격과 다소 급한 성질이 있는 사람에게 적당하다.

② 목욕법
혈압과 심장에 부담을 주지 않는 38℃의 미온연속욕이 효과적이다.

③ 입욕방법 및 효과
일반적으로 뜨거운 욕장에 들어가면 초기 혈압 상승 후, 다시 내려가다가 2차 상승이 나타나고 욕장에서 나오면 혈압이 다시 내려가 목욕 후에도 약 2~3시간 지속되나, 불감온도대인 37~39℃에서는 혈압의 초기 상승 및 2차 상승이 나타나지 않으며 도리어 낮아진다.

그러므로 고혈압 환자 및 병력자들은 장시간(10분 이상) 고온욕은 급격한 혈압 상승 및 저하를 가져오는 등 신체 변화가 많아 좋지 않은 결과를 가져올 수 있으며, 37~39℃의 불감온도대에서의 입욕은 혈압의 변화가 급격하지 않고 다소 저하되므로 고혈압 환자 등은 불감온도대의 입욕이 필요하다.

또한, 혈압이 높은 사람들은 다혈질의 맹열형인 사람들이 많아 뜨거운 목욕을 좋아하는 경향이 있는데, 이는 피부가 온도 자극에 대해 둔감하기 때문으로 실질적으로는 위험한 목욕방법이다.

고혈압은 미온연속욕을 2주일 이상 계속적으로 시행하여야 한다. 중간에 중단하게 되면 혈압은 다시 본래상태로 돌아가게 되므로 3주일 정도가 지나면 혈압은 다시 올라가지 않는다. 고혈압이 있는 사람은 미온욕에 습관을 가지는 게 좋다.

사우나 요법은 혈관의 수축·이완작용을 통해 심장을 튼튼하게 하는 역활을 하며 고혈압의 경우는 1~2분간 짧게 이용하고 찬물로 몸을 식히지 않는다면 열을 받아 혈관이 넓어져 혈압이 내릴 수도 있다.

고혈압 환자는 냉탕요법은 혈관이 수축하여 다시 혈압이 올라가 심장 및 혈압에 무리를 줄 수 있으며, 심장의 안정을 위하여 수온은 불감온도(38℃)대의 탕이 적당하며 원활한 혈액순환을 위하여 온상에서의 장시간 휴식이 도움이 된다.

가정에서 이용시에는 욕조의 물 온도를 37~38℃에 맞추고 20~30분간 느긋한 기분으로 몸을 담근 다음 따뜻한 물로 가볍게 샤워를 한 후 부드러운 천이나 가운으로 몸을 따뜻하게 하여야 한다. 특히 중요한 것은 실내를 충분한 습도와 온도를 유지하여야 한다는 사실이다. 목욕장을 이용할 경우 고혈압 환자는 아주 뜨겁고 아주 찬 열탕과 냉탕은 무시하고 온탕에서 가볍게 준비하고 38℃의 마사지 기능이 있는 제트형보다는 진정효과가 있는 조용한 형태의 침탕에서 10~20분 이용 후 나와 가볍게 샤워를 한 후 신체 보온에 힘을 써야 한다.

(7) 숙취 회복 목욕법

① 자각증상
전날 술을 많이 마셔 몸을 가누기가 힘들며, 전신무력증 및 두통에 시달린다.

② 목욕법
전날 밤에 과음을 하여 머리가 멍한 숙취가 생긴 경우도 다음날 아침에 고온욕을 짧게 하는 것이 좋다. 술(알코올)은 간에서 해독되어 아세트알데히드로 변하는 데 이 과정에서 가수분해가 된다. 게다가 술은 콩팥에서 항이뇨호르몬을 억제하여 소변량이 늘어나게 만든다. 그 결과로 우리 몸은 수분부족 상태에 놓이게 되는데 이때 땀을 빼면 술이 빨리 깬다는 잘못된 생각에서 나온 결과로, 사우나를 하게 되고 수분부족은 더욱 악화되어 건강에 해롭다. 실제로 술은 해독된 다음에 대부분이 콩팥을 거쳐 오줌으로 배설되고, 땀으로 배설되는 것은 거의 미미한 양(2~10%)이라 사우나를 하면 술이 빨리 깬다는 것은 잘못된 상식이다.

그리고 술을 마신 뒤 대개 2시간 이내에는 욕탕에 들어가지 않도록 해야 한다. 술을 마신 후 바로 목욕을 하는 것은 오히려 위험한데, 술이 피부혈관을 확장한 상태(얼굴과 피부가 벌개진 상태)에서 욕탕에 들어가면 피부혈관의 확장이 더 이루어지게 되고 내장 혈압이 갑자기 뚝 떨어져 쓰러지게 되거나 간혹 돌연사하는 경우도 발생한다. 또한 술을 마시면 맥박수가 늘어 심장에서의 혈액 반출량이 증가되며, 체내의 신진대사가 활발해져 혈액순환도 왕성해지면서 오히려 체온 조절능력이 둔해지고 혈압 등의 변화에 대응하는 저항력을 잃게 되는 경향이 많다. 고온 단시간욕과 짧은 고온샤워 및 휴식이 최고의 방법이다. 숙취 뒤의 아침 목욕은 뜨거운 욕탕에 잠깐 동안만 들어가 신진대사를 증진시키는 정도의 가벼운 것이 좋으며 뜨거운 샤워를 짧은 시간 동안 하는 것도 효과가 있다.

③ 입욕방법 및 효과

일반적으로 숙취 후 목욕장을 많이 찾게 되며, 목욕장에서는 뜨거운 사우나 도크를 장시간 이용하는 경향이 있는데 이는 잘못된 상식에서 나온 결과로 심장마비, 돌연사 등의 안전사고를 발생하게 한다.

술을 마시면 심박수가 늘어 심장에서의 혈액 반출량이 증진되며, 체내의 신진대사 역시 현저하게 늘어난다. 때문에 혈액 순환

도 왕성해지나 생체 반응이 현저할 때에는 오히려 체온조절 능력
은 둔해져서 혈압 등의 변화에 대응하는 저항력이 떨어져 버린
다. 이러한 상태에서 뜨거운 탕이나 사우나 도크에 들어가면 혈
관이 급격히 확장되어 혈압은 떨어지지만 심장은 혈압을 내려가
지 않게 하려고 빨리 움직인다. 혈액순환을 좋게 하려고 무리한
작동을 하게 되고 술을 마시느라 탈진 상태에 놓인 심장에 더욱
큰 부담을 준다. 도리어 심장마비 등의 장애를 일으켜 생명을 잃
을 수 있다. 그러므로 이러한 생체 반응 때문에 음주 직후 바로
입욕하는 것은 절대 불가하며 가벼운 음주는 최소한 2시간 이상
경과한 후 입욕하는 것이 좋다.

숙취 후 가벼운 입욕은 알코올의 대사를 왕성하게 하여 분해를
촉진시키며 숙취의 원인을 빨리 배설할 수 있도록 도와주는 역할
을 하여 알코올 농도를 내려가게 한다.

목욕탕에 들어가면 다리부터 가볍게 온수를 몸에 뿌린 후 온탕
에 가서 1분간 몸을 담근다. 그리고 열탕에 1~2분간 들어가 신
체의 신진대사를 증진시킨 후 조용한 침탕에서 장시간 몸을 담그
고 충분한 휴식을 취한 후 샤워를 하고 목욕을 끝낸다. 그리고는
수면실 등에서 휴식을 취한다.

(8) 당뇨병 개선 목욕법

① 적용증상

과거에 당뇨병 증상의 경력이 있거나 만성적인 당뇨병 환자가
시행하는 목욕방법으로 동맥경화 등의 합병증이 없는 경우에 시

행한다.

② 목욕법

합병증이 없는 경우에는 적극적인 방법으로 41~42℃의 고온 단기반복욕으로 시행하지만 합병증으로 동맥경화증 등 혈관의 병이 뒤따를 경우에는 고온욕을 피하는 것이 좋다.

③ 입욕 방법 및 효과

일반적으로 열탕에 들어가면 정상인의 경우 혈당치가 상승되나, 당뇨병 환자의 경우에는 반대로 혈당치가 내려가는 데 이는 췌장에서 분비되는 췌액이 인슐린 분비를 촉진하여 혈액 당분(혈당량)이 줄어들게 만들기 때문이다.

연구 보고에 의하면 42℃ 이상의 온천에서 3~4분씩 중간에 휴식을 하면서 2~3회 하고 이것을 하루에 두 번 반복한 결과 한 달 만에 혈당이 250mg나 되던 사람이 150mg로 저하되고 요당도 감소하여 당뇨병을 치료했다는 보고가 있으나, 고혈압과 합병증일 경우는 피한다.

특히 고겡목욕이 좋은데 고겡의 주원료는 고장초라는 볏과식물로 살균효과 및 진통효과가 매우 월등하며 음용법도 있다. 당뇨병 치료는 유럽 각국에서도 전통적으로 온천욕과 식이요법을 병행하여 이용되어 왔으며, 특히 당뇨병이 있으면 성불능이 되는데 이것은 생식기에 있는 글로뮈가 소실, 연화, 위축되었기 때문이다. 글로뮈를 부활, 재생시키는 요법이 필요한데 목욕시 생식기 부분을 냉온욕을 시행하여 기능을 생성 가능하게 한다.

가정에서는 욕조에 42℃ 정도의 상당히 뜨거운 물을 준비하고 식후 2~3시간이 경과한 후 시행하는데 3~4분 들어가 있다가 2~3분 휴식하는 것을 2~3회 반복한다. 그렇게 하루 두 번 하는 것이 적당하다.

목욕장을 이용할 경우에는 먼저 바가지로 온수를 다리부터 차근차근 머리까지 5배 정도 뿌리고 온탕에 1분간 입수하여 본격적인 준비를 한다. 다음 열탕에 들어가는 데 3~4분 들어가 있다가 2~3분 휴식하는 것을 2~3회 반복한다.

당뇨병의 합병증으로 마비 등이 올 경우, 말초신경 자극을 통한 말초 순환이 중요함으로 물맞이욕, 압주욕시 수족에 집중 자극을 주도록 한다. 제트노즐도 다리, 발 부분에 집중적으로 자극을 가한다. 끝나게 되면 뜨거운 샤워를 가볍게 한 후 나온다.

당뇨병 개선은 1개월 이상의 장기간 입실하여 지속적인 식이요법과 정확한 입욕요법으로 시행하여야 효과가 있다.

(9) 동맥경화증 목욕법

① 적용증상
과거에 동맥경화증 증상의 경력이 있거나 만성적인 동맥경화 환자가 시행하는 방법으로 당뇨병에 의한 합병증인 동맥경화는 제외한다.

② 목욕법
동맥경화증은 혈관에 지방질이 많이 쌓여 혈액의 흐름을 방해

하는 증상으로 합병증으로는 고혈압 등을 유발할 수 있는 증상으로 과거에 병력이 있거나 가벼운 동맥경화증에는 냉온수교차욕이 적당하다.

③ 입욕 방법 및 효과

사우나는 지방대사가 있을 때 그것을 정화시키는 작용을 하며, 식사성 고지혈증 환자에게는 사우나요법은 혈청콜레스테롤을 조금씩 나아지게 한다. 혈압은 동맥을 상하게 해서 동맥경화를 촉진시키며 몸속의 과지방은 혈관벽에 달라붙어 동맥경화를 촉진시키는 원인이 되므로 입욕방법은 지방대사를 원활하게 하는 냉온수교차욕 방법으로 시행하면 좋다.

입욕은 냉온의 차이를 적게 하여 시작하며, 처음부터 무리하지 않는 것이 좋으며, 풍욕법으로 피부기능을 강화한 후 시행하는 것이 알맞다.

본 입욕방법은 3~5일간은 냉 30℃ · 온 40℃, 다음 2~3일간은 냉 25℃ · 온 41℃, 다음 2~3일간은 냉 20℃ · 온 42℃, 그 다음 익숙해지면 냉 14~15℃ · 온 41~43℃로 점증 온도이동법을 사용한다.

⑽ 위장병 개선 목욕법

① 적용증상

가슴앓이, 음식을 소화시키기가 어려운 증세 등 위액의 양이 적거나 분비가 잘 안 되는 증세에 시행하는 방법으로 위산과다 증세는 제외한다.

② 목욕법
약간 찬 느낌의 30~33℃ 온도의 물에 입수하면 위액을 촉진시키는 작용이 있어 냉온장시간욕이 적당하다.

③ 목욕방법 및 효과
20~25℃의 약간 찬 목욕물에 20~30분간 차분하게 몸을 담그는 것으로, 이러한 냉욕은 위산의 분비를 촉진시키는 작용을 한다.

냉탕에 입수하게 되면 피부 쪽에 몰려 있던 혈액이 모세혈관이 좁아지면서 내장 방향으로 회귀하게 되고 혈액을 통해 에너지를 받은 위장은 활발하게 운동을 해 소화력을 증진시킨다.

처음에는 다소 물이 차갑다는 느낌이 들지만 익숙해지면 목욕 중이나 목욕 후에도 쾌적한 기분을 느낄 수가 있다.

3. 사상체질 목욕법

더우면 땀을 흘리고, 체중이 늘면 땀이 많아지는 것은 누구에게나 공통적이다. 그러나 땀을 흘리는 정도, 땀이 많은 부위, 땀 흘린 뒤 기분의 차이는 체질에 따라 달라진다. 땀의 유형에 따라 목욕과 사우나의 요령도 다르게 할 필요가 있다.

① 땀

태음인은 건강한 상태에서도 땀이 약간 많은 편이다. 어느 정도까지는 땀을 흘리면 몸이 가볍고 개운한 경우가 많다. 그러나 이것도 '촉촉한' 정도로 흘러야 건강한 상태다. 물처럼 흘러내릴 정도면 병적인 상태로 봐야 한다. 이런 경우 땀 흘린 뒤 더욱 피로감을 느끼게 된다.

소양인은 건강할 때는 얼굴이나 몸에 거의 땀이 나지 않는다. 운동을 해도 땀이 비교적 많지 않다. 그러나 손바닥만은 늘 촉촉할 정도로 젖어 있는 것이 특징이다. 건강이 나빠지면 얼굴이나 몸에는 땀의 변화가 없지만 손바닥이 보송보송하게 마른다. 중병이 낫거나 컨디션이 다시 좋아지는 것은 손바닥에 땀이 촉촉하게 나는 것으로 알 수 있다.

소음인은 젊고 건강하거나 살이 찌지 않았을 때는 땀이 거의 나지 않는다. 다만 코밑과 윗입술 사이 수염이 나는 부위에서 땀이 송글송글 맺히는 것이 특징이다. 소음인은 병이 나을 때도 인중에 땀이 나면서 낫는 것을 관찰할 수 있다. 소음인은 기가 약해지면서 체중이 늘거나 나이가 들면 머리 부위만 유독 땀이 많아진다. 심한 경우 찬밥을 먹으면서도 머리에 땀을 비오듯 흘리는 경우가 있다. 또 평소에 땀이 없다가도 갑작스러운 운동으로 무리하면 땀을 물처럼 흘리기도 한다. 조금 더 심하면 어지러워진다.

② 목욕 유형

태음인은 운동 등으로 땀을 적절히 흘리면 상쾌함을 느끼는 체질이다. 그러나 태음인 여성의 경우 사우나나 열탕을 싫어하는 경우가 많다. 따뜻한 것을 못 참아서라기보다 숨이 막히고 갑갑한 느낌 때문이다. 비교적 사우나탕에 오래 앉아 있거나 냉온탕에 번갈아 들어가면 기분이 좋다는 남성 중에는 태음인이 많다. 그러나 찬물로 샤워를 하면 어깨가 뭉치고 머리까지 아프다는 경우가 많다.

소양인은 더워도 좀처럼 찬물 샤워를 하지 않는다. 심지어 찬물로 머리감는 것도 안 하는 편이다. 머리가 쭈뼛쭈뼛해지고 불쾌하다. 냉수마찰이나 냉탕은 훈련을 하면 가능하지만 대체로 싫어하는 편이다. 대신 한겨울에도 시원한 물이나 아이스크림을 즐기기도 한다.

소음인은 열탕에 들어가면 금방 몸이 노곤해지면서 편안한 느낌을 받는다. 그러나 사우나나 열탕에 오래 있으면 기분은 상쾌하지만 심한 피로감을 느낀다. 목욕 후 피로하고 어지러운 증상은 소음인에게 가장 많이 나타날 수 있다.

③ 바람직한 목욕법

태음인은 사우나로 땀을 내는 것도 무방하다. 그러나 굳이 답답하고 하기 싫은데 억지로 노력할 필요는 없다. 땀이 많아 자주 샤워만 해도 충분하다. 다만 피곤할수록 샤워라도 꼭 하고 자야 아침에 몸이 개운하다.

습기가 많은 사우나는 숨이 차고 답답함을 느끼지만 바닥만 따뜻한 찜질방에서 땀을 푹 흘리면 상쾌하다. 냉탕과 온탕을 왔다 갔다 하기보다 한가지만 하는 것이 좋다. 냉온교대욕을 하면 근육탄력이 약한 태음인은 해로울 수 있다.

소양인은 얼굴을 포함한 상반신을 찬물로 씻거나 찬바람을 쐬는 것은 절대 금물이다. 목욕 후 찬바람으로 머리를 말리는 것도 몸에 해롭다. 몸이 무겁고 피로할 때는 온천이나 뜨거운 욕탕, 습식사우나에서 땀을 약간 내는 것도 좋다. 그러나 길게 하면 안 좋다. 땀이 적은 소양인은 건조한 찜질방이나 건식사우나를 하면 피부가 더욱 건조해지는 단점이 있다.

소음인은 긴 시간의 사우나는 피해야 한다. 열탕이 좋긴 하지만 가슴 이상은 담그지 않는 반좌욕을 하는 것이 좋다. 손발은 푹 담그고 20분 이내로 있는 것이 알맞다. 오래하면 피곤함을 느끼고, 땀을 많이 내면 기가 빠져 힘이 없고 어지러움을 느끼게 된다. 땀을 많이 내는 것은 반드시 피해야 한다.

(1) 태양인 목욕법

① 특징

어깨가 넓고 마른 체형으로 하체가 약하고 자존심이 강한 성격으로 폐의 기능이 좋고 간의 기능이 약하다. 간 기능이 약하므로 척추, 허리, 하체가 약해 기대기를 좋아하고 걷기를 싫어한다. 간 기능이 떨어지므로 혈액이 잘 생성되지 못해 감정조절에도 다소 문제가 있다.

② 입욕효과

태양인의 입욕법의 특징은 하체가 원래 허약하므로 하체를 단련시키는 입욕과정을 거쳐야 한다. 쉽게 분노하거나 지나치게 슬

▶ 사상의학의 구분 ◀

구 분	태양인	태음인	소양인	소음인
체 형	뒷목 부근이 발달	배가 발달	흉곽이 발달	아랫배나 엉덩이가 발달
인 상	눈에 광채가 있고 몸이 마른편	느긋하면서도 겁이 많음	마르고 신경질적인 인상	소심하고 답답한 인상
자주 나타나는 병증	뒷목이 당기는 증세	허리나 무릎이 자주 아프고 소변을 자주 봄	혈압이 쉽게 상승 하여 중풍이 걸릴 위험이 높음	소화불량과 설사가 잦음
완실무병 조건	소변이 잘 나오면 건강	땀이 잘 나오면 건강	변비가 없으면 건강	소화가 잘되면 건강
중병 증상	구토, 게거품 건구역, 열격증	신경성 대장증후군, 정중증	가슴답답, 불안	설사 (아랫배가 차거움)
장기 특징	폐기능이 좋고 간기능이 약함	간기능이 좋고 폐, 심장, 대장, 피부기능이 약함	비위의 기능 좋고, 신장 기능 약함	신장기능이 좋고 비위기능이 약함
성 격	적극적이고 독선 적인 성격	묵직하고 느린 성격	강하고 날렵한 성격	유순하고 치밀한 성격
심 성	〔欲進而不欲退〕 주위는 쳐다보지도 않고, 매 전진만 하려고 하는 급박지심(急迫之心)	〔欲靜而不欲退動〕 가만히 고요하게 있으려고 하며 움직이려고 하지 않는 겁심(怯心)	〔欲擧而不欲〕 빈번하게 일을 서둘러 벌여놓고 마무리를 안하는 구심(懼心)	〔欲處而不欲出〕 남들이 하는 일만 하고 새로운 일은 하지 않으려는 불안정지심(不安定之心)
인구분포	거의 희박 약 1% 정도	50%	30%	19%

픈 감정을 품는 경우가 많다. 또한 태양인은 뜨거운 것을 좋아하는 성격으로 음식물을 넘기기 어렵고 넘긴다고 해도 위까지 내려가지 못하고 다시 토하는 열격증 또는 반위증이 있을 수 있어 위암, 위문협착증과 같은 질병이 올 수 있다. 간장기능도 떨어지는 경향이 있으며, 하체에 힘이 없어 다리가 풀리는 해역증도 나타난다. 그러므로 태양인은 사우나욕은 피하거나 1, 2분의 짧은 시간 이용하고 소화력 촉진을 위한 냉욕 등은 효과를 본다. 하체 단련을 위한 보행욕을 강화하는 것이 필요하다. 약욕은 무청탕이 태양인에게 좋으며, 특히 피로회복 및 피부염에 좋다

(2) 소양인 목욕법

① 특징
가슴이 발달하고 엉덩이가 작으며 급하고 다혈질이지만 사교적인 성격으로 비위(脾胃:췌장과 위장)의 기능이 좋고 신장의 기능이 약하다. 소화기능이 좋아 많이 먹어도 살이 찌지 않는 체질이며 피부가 희고 땀이 별로 나지 않고, 신장기능이 약해 허리와 하체가 부실하고 신장, 자궁, 방광 계통의 질환에 걸리기 쉽다.

② 입욕효과
소양인의 특징은 비뇨기와 생식기의 기능이 허약하여 신장, 방광 등의 배설기관의 기능이 많이 떨어지며 허리와 다리가 약해서 척추나 고관절 등에 이상이 생겨 요통으로 고생할 수도 있다. 원래 몸에 열이 많아 여름을 타는 경향이 있어, 배설기능 강화 및 허

리 단련법을 집중시킬 수 있는 하체 냉온수교차욕이 효과가 크다.

처음 시작은 바가지욕으로 준비하고 온탕에서 시작하여 저온 위주의 사우나 도크에서 점증 온욕법으로 점차 온도를 올려가며 땀을 내고 진정작용이 우수한 침탕에서 끝내는 것이 중요하다.

소양인은 허리와 다리가 약해서 오는 관절염 및 요통 등에 물마사지 효과가 높은 제트 및 물맞이욕 등을 집중하면 효과가 있고 하체단련을 위해 보행욕을 강화하는 것이 필요하다.

술탕은 소양인에게 좋으며 전통적으로 스트레스 해소에 적당하나 신체 흡수가 빨라 짧은 시간 이용하는 것이 중요하다.

(3) 태음인 목욕법

① 특징

윗배가 나오고 하체가 탄탄하며 말수가 적고 여유가 있으며 간의 기능이 좋고 폐, 심장, 대장, 피부의 기능이 약하다. 그리고 전형적인 대륙성 체질로 골격이 굵고 키가 크며 살이 비대한 사람이 많다. 상체보다 하체가 충실하며 간의 기능이 좋고 호흡기와 피부가 약하다.

② 입욕방법 및 효과

태음인은 호흡기와 순환기 기능이 약해서 심장병, 고혈압, 중풍, 기관지염, 천식 등에 걸리기 쉬우며, 식사량이 많은 반면 활동이 적어 비만 및 변비가 생기기 쉽고 습진, 두드러기와 같은 피부 질환에 걸리기 쉬운 체질로서 땀을 많이 흘리게 하는 것이 중요하다.

그러므로 태음인의 입욕법은 점증 온욕사우나와 냉온수교차욕을 집중적으로 수행하여야 한다.

태음인과 같이 운동 부족으로 인하여 호흡근이 약해진 사람은 냉온수교차욕이 좋다. 따뜻한 욕탕의 입욕은 호흡이 깊어지고 고온탕 및 초냉탕에서는 호흡이 잦고 빨라져 호흡수가 증가하게 된다. 복식호흡과 같은 호흡을 하게 되므로 좋은 입욕 방법이라고 할 수 있다.

약탕인 율무탕은 피부를 강하게 하면서 미용에도 우수하다.

(4) 소음인 목욕법

① 특징
몸이 왜소하고 어깨와 허리선이 거의 일자며, 핏기가 없다. 철두철미하고 계획적인 성격으로 신장의 기능이 좋고 비위의 기능이 약하다.

② 입욕효과
소음인은 소화기에 문제가 많으며 비대하지 않고 몸이 차므로 땀을 많이 흘려서는 좋지 않은 체질이다. 특히 위장계통의 질병이 소음인의 대표적인 질병으로 소화와 관련된 입욕을 수행하여야 한다.

냉탕에서 차분히 몸을 담그면 위산을 촉진시키는 작용이 있어 효과가 있으며 처음에는 차갑다는 느낌을 받지만 익숙해지면 쾌적한 느낌을 준다. 냉탕에서 나온 뒤의 보온을 위해 위산의 분비를 억제해 버리지 않게 고온욕은 피하고 온탕에서 시간을 보내면 효과가 있다.

사우나욕은 피하거나 1,2분의 짧은 시간 이용하고 소화력 촉진을 위한 냉욕 등도 효과를 본다. 하체 단련을 위한 보행욕을 강화하는 것이 필요하다.

약탕인 쑥욕은 피부 미용에 좋고 노폐물 제거에 우수한 한방약재로서, 특히 쑥은 위장이 약한 사람에게 우수하며 성인병 예방에도 좋다.

제4장

사우나요법과 화증요법

1. 사우나요법

(1) 사우나의 유래

'사우나'는 가장 이국적이면서도 친숙한 용어로 우리나라에서는 사우나 본래의 의미인 열기욕이 아니라 일반 대중목욕탕의 의미로 사용되어지고 있다. 사우나란 용어는 핀란드어에서 유래되었으며 수백 년간 핀란드인에게는 친숙한 건강보조기구로 이용되어 왔다. 수없이 많은 호숫가나 강변 또는 발트해 해안의 여러 곳에는 작은 목욕용 집인 사우나실들이 들어서 있는데 정말 놀라운 광경이 아닐 수 없다.

핀란드 사람들은 핀란드와 러시아 사이에 있는 갈레루야 지방에서 시작된 사우나를 자기 나라로 들여 가서 자신들의 용구에 맞게 모양과 방법을 발전시켰다. 여러 종류의 돌을 달구어서 동굴 모양, 집 모양, 천막 모양으로 땀을 흘리기 위한 목욕시설을 만들었다고 한다.

사우나는 아주 고대 인류의 관습에서 기인한다. 즉 방안에 장작

불로 고온 가열된 돌을 놓고 물을 뿌려 증기가 발생하는 것을 이용하는 목욕법이다. 이는 온기가 좋은 효과를 주며 치유를 돕는다는 것을 깨달은 인류 최초의 지식에서 기인한다.

불에 달군 돌로 뜨겁게 유지되는 방에서 땀을 낸다는 근거는 매흘(Mehl. E1953)교수의 저서 '구세계와 신세계의 석기시대에 있어서의 문화유산'에서 '돌증기탕(steinschwitz bad)'이라고 말하는데, 남아 있는 관습이나 문학작품들로부터 이 목욕법이 고대에는 매우 큰 의미를 지녔다고 한다. 구대륙에서도 널리 전파되었고 미국의 원주민에게도 중요한 것이었다는 사실을 증명해내었다. 중부유럽과 독일권에서는 이것이 목욕탕(Badstube)이라는 이름으로 도처에서 만들어졌고 중세 말경에 사라졌다가 다시 전파되었는데 그 경위는 제2차대전 당시 핀란드식 사우나의 유용성을 알게 된 독일병사들에 의해 전파되어 독일도시에 다시 나타나게 되었다.

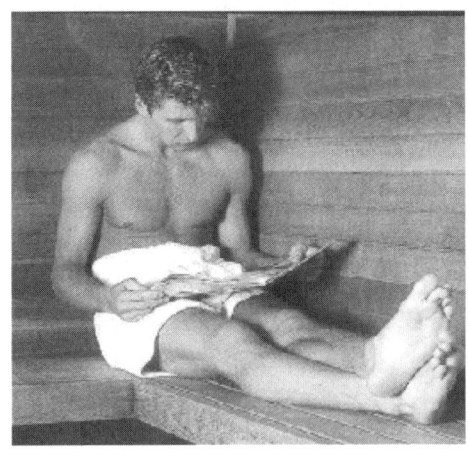

〈핀란드식 사우나〉

사우나라고 하면 흔히들 핀란드식의 수증기탕(습식사우나)을 상상하는 수가 많은데 원래 사우나는 수증기와 거리가 멀다. 물론 사우나 오븐에 물을 부어 수증기가 생기는 것은 사실이나 그 물 속에 탄 향료나 기름이 증발하면서 사우나 안의 공기를 향기롭게 해주는 것이 사우나의 중요한 부분이라고 할 수 있다.

　수증기는 오늘날 우리나라를 비롯한 아시아에 많이 보급되어 있는 그리스나 로마식의 뜨거운 수증기탕에서나 중요한 구실을 한다.

　애초에 갈레루야 지방 사람들은 혹심한 추위와 거친 노동으로 피로해진 몸을 녹이기 위한 생활의 지혜로서 사우나 열기욕을 궁리해 냈다. 그러나 현대인들은 대부분 육체보다는 정신을 많이 쓰며 사는 까닭에 오히려 운동 부족이라 할 정도의 생활을 하고 있기 때문에 갈레루야 사람들이 궁리해 낸 사우나가 그대로 맞을 리 없었다.

　사우나에는 여러 가지 종류가 있는데 계속적으로 환기가 되면서 습도가 섭씨 $50 \sim 55℃$의 공간에서 하는 「아일랜드식 사우나」, 사우나 안에 안개가 필 정도로 높은 습도에서 온도 $50℃$에서 하는 「증기탕」, 샤워, 온탕, 냉탕이 마련된 1인용 방안에서 재래식 사우나보다 다소 낮은 온도로 땀을 빼는 「러시아-로마식 사우나」, 1인용 방에서 온도 $50℃$의 습한 온도에서 땀을 뺀 뒤 시원한 방이나 냉탕으로 옮겨 열을 식히는 「터키식 사우나」, 나무로 내부를 만들고 돌을 불에 달구어 스토브에 담아 내부 온도를 약 $80 \sim 100℃$까지 올리며 돌을 담은 스토브에 물을 뿌려 증기를 발생시키며 하는 「핀란드식 사우나」와 전통가마에서 옹기를 굽고

난 후에 옹기를 꺼낸 후 가마니를 두르고 열기욕을 하던 한국식 사우나인 「한증막」 등 있다.

우리나라에서도 현대적 증기욕를 개발하여 사용하였다는 기록이 있는데 조선조 세종 때에는 한증법을 개발하여 한증대선사(汗蒸大禪師) 천우(天佑)와 을유(乙乳) 등에게 병자를 구휼케 하였으며, 특히 어의(御醫)를 파견하여 고혈압 등의 병객에게는 진찰을 한 후 한증을 금지시킨 일이 세종 4년 임인년 8월에 있었다는 기록이 보인다.

이 기록에 의하면 '한증(汗蒸)'이 의료 목적하에서 세종조 초년경 이미 한증탕을 서울 복판에 개설하여 전의감, 혜민국, 제생원으로 하여금 의사를 보내어 병의 징후를 진찰한 후 한증탕에 들어가게 하였다. 그때에는 관영 한증탕이 동서활인원 등에 이미 설치되어 그 종사자가 승려들이었다는 것이다. 세종 9년 4월에 한증을 전문으로 하는 대선사 천우·을유 등은 빈번한 병자를 위해 쌀 50석 면포 50필을 주어 본전을 살리고 그 이자로 한증탕을 운영·관리케 하고 예조에서 의사를 정하여 파견까지 했다는 것이 기록되어 있다.

세종조 11년 6월에 돌로 목욕탕 및 한증탕을 건조케 했는데 국유환원미 200섬을 보내 승려로 하여금 관리하도록 했다. 건강증진을 위해 의사 파견 등의 면에서 현재 우리나라에서 유행하고 있는 한증막과 비슷하다. 세계 어느 나라의 사우나욕보다도 위생적이었으며 완벽한 사우나 요법을 시행, 운영하였다는 것을 알 수 있다.

(2) 사우나의 원리

핀란드식 사우나의 시설구성은 극히 간단하다. 목재벤치와 불로 달구어진 돌을 담아두는 스토브와 물을 스토브에 뿌리기 위한 물바가지가 전부이다. 이용은 신체가 가열되면 사우나 밖으로 나와 호수나 강가에서 몸을 냉각시키는 행위를 여러 번 시행하는 것이다. 여기서 사우나의 원리가 도출되어진다.

사우나의 원리는 더운 공기와 찬물을 번갈아 사용함으로써 신체가 쾌적한 상태에서 건강하게 제 기능을 발휘하도록 하는 데 있으므로 사우나의 주요 효과는 온열작용에 있다는 사실을 알 수 있다.

바깥 온도와 관계없이 인체의 온도는 37℃ 정도로 유지되어야 하는데 바깥 온도가 37℃보다 높으면 땀을 배출하여 체온을 식혀주어야 하고, 바깥온도가 37℃보다 낮으면 강한 혈액순환으로 몸을 덥혀야 한다. 사우나를 하면 체온이 1~2℃ 가량 오르면 피부의 온도는 4~10℃ 정도 높아지며, 혈관이 넓어지고 평소보다 많은 혈액이 몸속을 순환한다.

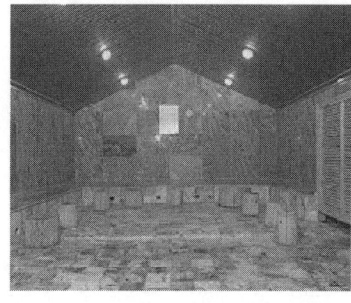

〈옥사우나〉

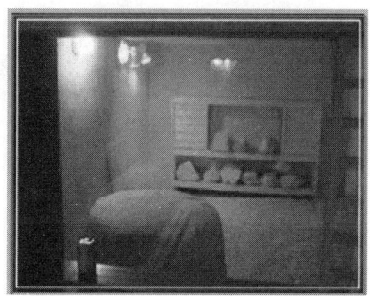

〈찜질방 내부〉

그러나 보통때의 바깥 온도는 우리의 체온보다 낮으므로 우리의 몸은 항상 덥히기 위한 작업을 해야 하는데 사우나에서는 그와 달리 더운 공기로 몸을 덥혔다가 찬물로 쉽게 식힐 수 있다.

그러므로 우리 몸은 사우나를 통해서 온열입욕(목욕)보다도 더욱 쉽게 땀을 배출할 수 있다는 점이다. 우리가 흘리는 땀은 얼마만큼의 시간이 지나고 나면 땀 속에 들어 있던 지방산이 피부에 있는 박테리아와 작용하여 분해된 성분이 피부와 속옷에서 나는 좋지 않은 냄새를 만들며, 우리가 섭취한 음식물이나 약물, 마늘 등이 땀 냄새를 더하게 할 수 있는데, 어쨌든 땀은 긍정적인 면을 많이 갖고 있는 셈이다.

사람의 몸에는 약 200만개의 땀구멍이 미세한 그물과도 같은 혈관 끝에 닿아 있는데 땀구멍을 통해서 배출되는 땀의 성분 중 99%가 물이다. 나머지 1%만이 다른 물질로서 그 중 염분이 주요 요소가 된다.

15분에 400g의 땀이 분비되고 몸 속의 모자라는 수분을 보충하기 위하여 지방이나 근육에 축적되어 있는 수분을 혈액 속으로 끌어낸다. 이 과정에서 노폐물이 실려 나오고 대부분 소변으로 배출된다.

몸밖으로 나온 물은 공기 속으로 증발되면서 몸을 식히는 구실을 하여 바깥 온도와 관계없이 체온을 유지시키게 된다. 바깥 공기가 건조할수록 땀의 증발이 빠른 것은 당연하다.

체온을 조절하는 것뿐 아니라 몸 속의 열, 물, 전해질의 관계를 적절히 유지하도록 하는 데에도 땀은 없어서는 안될 중요한 요소이다. 전해질이란 전류의 흐름을 스스로 관리하지 못하는 요소인

데 물에 녹은 상태에서는 그 일이 가능하다. 우리 몸의 신진대사와 수분의 균형을 유지하는 데 땀은 중요한 구실을 하기 때문에 땀이 배출되는 우리의 피부를 '제3의 신장'이라고 부르기도 한다.

사우나욕은 냉수와 병행하여 사용할 때 더욱 큰 효과를 나타낸다. 사우나 도크에서 나오면 혈관이 확장되고 땀이 많이 나게 되는데 혈관이 넓어지면 심장은 힘을 안 들이고 보다 많은 영양분을 피를 통해 공급할 수 있게 되고, 뜨거운 공기를 들이마시면 점막의 혈액순환이 활발해져서 노폐물을 잘 걸러낸다. 소장에서 분비하는 '세크레틴'이라는 호르몬의 분비량이 늘어 질병에 대한 저항력이 생기며, 이때 냉수욕탕이나 냉수샤워를 하게 되면 혈압이 급상승하여 심장에 많은 혈액이 돌아오게 된다. 만일 고령자나 성인병을 가진 사람, 특히 협심증, 심근경색증, 뇌경색, 뇌출혈, 심부전증과 같은 질환이 있거나 의심되는 사람이라면 이것이 큰 부담이 되어 치명적인 사고를 낼 수 있기 때문에 세심한 주의가 필요하다.

그러나 건강한 사람이라면 냉수욕탕이나 냉수샤워 후에는 혈관이 반사적으로 더욱 넓어지고 온감은 더욱 강해져 혈관 반응을 강화하고, 교감신경을 자극하여서 자율신경의 활동을 높여준다.

그러므로 사우나욕도 실온도, 이용시간, 횟수를 잘 정해서 이용하여야 건강에 도움이 된다.

이러한 원리에 따라 사우나실을 구성하게 되면 가정용 개인 사우나실에 찬물 이용시설이 필수며 공중이 이용하는 대형 사우나실은 사우나 전 몸을 씻는 구역과 몸을 식히는 구역인 냉각실이 필수로 구성된다. 이와 함께 부대시설로 공기 욕장이나 마사지실, 휴게실을 설치할 수가 있다.

(3) 인체에 미치는 영향

사우나는 여러 가지 기능에서 인체에 많은 영향을 미치는 데 심장과 혈액순환, 호흡기, 신진대사, 피부, 근육, 소화기, 신경조직, 호르몬 등에 영향을 미친다.

심장과 혈액순환의 관계에서는 혈관의 수축·이완 작용을 통하여 심장을 튼튼하게 하며, 피의 흐름을 원활하게 한다. 혈압이 높은 사람의 경우 찬물로 몸을 식히지 않는다면 열을 받아 혈관이 넓어지므로 혈압을 내릴 수 있다.

호흡기와의 관계에서는 호흡기의 혈액순환을 7배까지 높일 수 있고, 가래를 삭히는 데 도움이 되며, 호흡을 하는 데 사용되는 근육의 이완 작용으로 호흡이 쉬워진다.

신진대사와의 관계에서는 사우나욕을 하는 동안 흘리는 땀은 신경작용을 도와서 배설물을 운반해 주는 일을 하며, 몸 안의 수분이 빠지므로 부종을 방지하고, 일시적으로 체중이 감량된다.

피부와의 관계에서는 피부를 강하게 하여 저항력을 길러 주며, 피부표면을 한 겹 벗기는 구실을 하여서 피부가 부드럽고 매끄러워지고, 피부의 노화작용을 막으면서 근육의 긴장도 풀어 준다.

소화기와의 관계에서는 경련을 방지하고 장 기능을 조절한다.

신경조직과의 관계에서는 사우나는 교감신경과 운동신경을 활발하게 하여 심장의 박동을 안정되게 해주며, 모든 내장기관의 기능을 높여줄 뿐만 아니라 불면증이나 얼굴이 쉽게 붉어지는 사람에게 도움이 된다.

호르몬과의 관계에서는 호르몬의 분비 역시 신경의 지배를 받기 때문에 사우나욕으로 인해 활발해진 신경의 작용은 처해진 상황에 따라 적당량의 호르몬 분비가 될 수 있도록 하는 데에 도움을 준다.

(4) 건강사우나 이용법

사우나를 하기 전에 과식과 과음은 금물이며 일주일에 2~3번이 적당하고 운동을 한 뒤에는 맥박이 정상이 될 때까지 기다렸다가 한다.

먼저 준비과정으로 우선 신체가 사우나욕을 받아들일 수 있도록 준비가 되어 있어야 한다. 보통 우리가 사우나욕을 접할 수 있는 기회는 대개 대중탕에서 목욕을 목적으로 이용하게 되는데 우선 대중탕의 온탕(39~40℃)에서 차분한 마음으로 2~3분간 몸을 담그고 이마에 땀이 날 경우 욕탕에서 나온다. 이것은 우리가 앞으로 시행하여야 할 사우나욕이 우리 신체에 강한 자극을 주게 됨으로 어느 정도는 신체의 혈액순환을 활발하게 해놓을 필요가 있기 때문이다.

욕탕에서 나오게 되면 잠시 차분히 심호흡을 하고 목욕탕에 가지고 들어간 타월을 가지고 몸의 물기를 닦아낸 다음 그 타올을 냉수에 적시고 낮은 온도대의 건식사우나 도크에 문을 열고 들어간다. 물기를 닦아내는 이유는 피부가 너무 젖어 있으면 땀이 제대로 안 나오기 때문이다. 사우나실에 들어가면 처음에는 뜨거운 공기에 숨이 막힐 듯한 느낌을 가질 수 있는데 이것은 실 밖의 온도와 실 안의 온도의 차가 크기 때문에 느끼는 것으로 어느 정도

시간이 흐르면 그러한 느낌은 다소 편안한 느낌으로 변하게 될 것이다. 이때 미리 준비한 찬 타월을 머리에 두르거나 얼굴을 싸고 있을 경우 사우나 욕실은 더욱 편안한 느낌을 줄 수 있고 또한 쉽게 뜨거운 온도를 견뎌 낼 수 있다. 적당한 자리를 잡으면 엎드리거나 반듯이 누운 자세가 매우 좋으나 앉아서 하게 될 경우 다리를 의자 밑으로 내리지 말고 의자 위로 올려서 몸통과 다리가 같은 온도대에 있게 한다. 신체에서 발한이 촉진될 경우 손바닥으로 몸 전체를 천천히 마사지하며, 특히 땀이 잘 나지 않는 발가락 끝 부분은 많은 마사지를 한다.

이제 사우나실 밖으로 나가야 할 시간이 되었다고 느껴지면 누워 있던 사람은 일어나 허리를 쭉 펴고 다리를 아래쪽으로 내리고 곧게 앉는 것이 좋은데 이것은 몸의 혈액순환을 다시 정상으로 하기 위해서이다. 밖으로 나오게 될 시간은 본인이 판단하면 되나 보통 5~10분이 좋으며 15분을 넘기지 않도록 해야 한다.

사우나실에서 나오게 되면 사우나로 덥혀진 몸을 식혀야 할 단계로 먼저 찬 공기로 몸을 적당히 식힌 후 냉탕에 들어간다. 이때 찬 공기로 몸을 식힐 경우 숨을 깊게 쉬고 적당한 맨손체조를 해도 좋다. 이것은 사우나실 안의 공기보다는 실 밖의 공기에 산소 함유량이 많기 때문에 그 공기를 들이마시며 호흡기를 식히는 방법은 호흡기를 강하게 만드는 효과도 있다.

다음으로 냉탕에 들어가게 되는데 냉탕에 두려움이 있는 사람은 냉수샤워를 해도 무방하며 이때 샤워는 심장에서 멀리 떨어져 있는 부분, 즉 발, 다리, 허리, 팔, 가슴, 머리 순으로 먼저 도포 후 냉탕에 들어가야 급격한 변화에 따른 심장쇼크 등의 위험을 방지할 수 있다. 냉탕에 들어가는 과정이 사우나욕 과정에서 가장 좋은 순간이라고 말할 수 있을 만큼 신선감과 짜릿함을 느낄수 있다. 이때 느끼는 신선감이라든가 짜릿한 느낌은 혈액이 사우나실에 있을 때 피부 쪽으로 몰려 있다가 냉수가 뿌려지게 되면 피부혈관이 좁아지면서 피부 쪽에 몰려 있던 혈액이 내장 쪽으로 몰려가면서 생기는 현상이다. 이때 체온조절 중추인 시상하부의 명령에 따라 체온보호를 위해 피지선이 작용하고 입모근이 수축하여 털이 서는 등의 현상이 일어나 자율신경을 긴장시키는 역할을 하게 한다.

  냉탕에 들어가서는 숨을 크게 한번 쉬고 머리까지 잠길 수 있도록 10~15초 정도를 잠수한다. 냉탕에서는 2~3분 정도 입욕을 하며, 너무 길게 입욕을 하면 모세혈관이 수축하여 혈압이 상승하고 경련 등을 일으킬 수도 있으므로 적당히 한기에 대한 느낌이 올 경우에는 신속히 탕에서 나온 후, 온수로 발을 따뜻하게 한다. 족탕을 수행하다 보면 3~5분 정도 있으면 따스한 느낌이 등에 퍼지게 된다. 이렇게 온수족탕을 하는 것은 냉수로 몸을 식히다 보니 혈관이 좁아지면서 긴장된 혈관을 다소 풀어주는 역할을 할 뿐더러 전체 피부조직의 혈관 확장을 돕게 되면서 몸 속의 열이 피부 밖으로 빨리 옮겨지게 된다. 사우나욕을 한 뒤 신체 무력감과 함께 계속적인 땀 배출 증상이 나타나는 사람이 있는데 이는 몸 속에 열이 남아 있기 때문으로 족탕은 필수적이다.

  다음은 두번째 사우나욕으로 처음의 저온 건식사우나보다 다소 온도가 높은 고온 건식사우나에 들어간다. 고온 건식사우나는 요즘 한창 시중에서 명성이 높은 한증막 또는 황토방사우나 등이 이에 속하는 데 방법은 첫번째 사우나욕과 같은 방법으로 시행한다. 몸 식히기 또한 첫번째 몸 식히기 과정을 수행하면 된다.

세번째 사우나욕은 습식사우나로서 온도는 보통 저온 건식사우나 수준이지만 습기로 열전달율이 높아 매우 뜨겁게 느낄 수 있다. 이럴 경우에는 너무 오래하지 않는 것이 좋으며 몸 식히기는 지금까지의 과정을 수행한 후, 온탕에서 1~2분간이 좋다. 사우나 과정이 끝나게 되며 이후 체내의 노폐물 배출 및 수분 보충을 위해 반드시 물을 마시는 것을 잊어서는 아니 된다. 사우나욕 후 마사지를 받거나 휴식을 취해야 한다

일반적으로 사우나욕을 하기 위해서는 대중목욕탕을 이용하게 되는데 대부분의 대중탕에는 습식과 건식 두 가지의 사우나실을 가지고 있는 경우가 많으므로 사우나욕을 2회만 시행하여도 무방하며, 사우나실에 계단 형태의 의자가 있을 경우에는 계단에 따라 약간의 온도차가 있으므로 첫번째는 1단에서 두번째는 2단에서 시행하는 것이 좋다.

이렇게 사우나를 하게 되면 옷을 입은 후에도 다시 땀을 흘리지 않아 마지막 사우나 후에도 지치지 않는다는 놀라운 사실을 깨닫게 되며, 지치지 않고 휴식에 대한 욕구도 없고 잠자고 싶다는 느낌도 없다.

가끔 일부 사람들에게서는 사우나 후 얼마동안 신체의 자연적 반응인 피로감을 느낄 수 있다. 이는 휴식신경인 미주신경의 긴장으로 나타나는 증상인데 오전에 사우나욕을 할 경우 이러한 피로감을 더 자주 느끼게 된다. 이는 미주신경이 밤 동안의 휴식에 깊이 관여하는 신경으로 오전보다는 한낮이나 오후에 사우나욕

을 시행하면 덜 피로감을 느낄 수 있으며 사우나욕 후에는 온상 등에서 휴식을 취하는 것도 필수과정이다.

사우나욕은 사람마다 인체의 특성이 다르기 때문에 자신에게 적합한 사우나욕을 찾아 시행하는 것이 매우 중요하다.

2. 화증(火烝)요법

화증요법은 일명 '찜질요법', '찜질방'이라는 용어로 익숙해져 있는 요법으로 화증요법에는 불한증막, 찜질방, 황토방, 불가마 체험실 등이 이에 속하며 통칭하여 찜질방으로 통하고 있다. 이러한 시설의 주요 원리는 주요 마감재에서 방출하는 '원적외선' 주)을 이용한 시설이라는 것이 공통적이다.

사우나가 주위의 온도를 높여 땀을 빼는 것이라면 찜질방은 주위의 온도와 함께 바닥의 온도를 높여 놓은 것이다. 이들 시설의 공통점은 전통 재래식 한증막을 재구성하여 현대화한 시설이라는 사실이다. 땀을 빼는 효과와 찜질의 효과를 함께 맛볼 수 있다는 것이 찜질방의 최고의 장점이라고 하는데 정작 중요한 것은 단순히 불을 쪼인다고 해서 모든 것이 해결되는 것이 아니라 적정한 이용방법 등을 알면 그 효과를 더욱 높일 수 있다는 사실이다.

(1) 기본 원리

찜질방의 원리는 앞장에서의 사우나욕의 원리인 온열작용에 의한 체온 조절작용으로 배출되는 땀과 원적외선 원리라고 할 수 있다.

원적외선이란 물질이 태양광선을 맞아 발산하는 광선의 하나로 파장대가 2.1~1000㎛ 사이의 긴 파장을 가진 전자파를 말하는데, 광선의 침투력은 파장의 제곱근에 비례한다. 4㎛ 이하의 근적외선은 반사의 성질을 갖는 반면 원적외선은 공명, 흡수의 성질을 갖는다. 이 중 6~14㎛ 파장대의 원적외선이 우리 생활에 가장 유익한 것으로 알려졌다. 원적외선은 지구상의 모든 물질에서 나오지만 특히 돌, 황토, 맥반석, 숯 등이 가열됐을 경우 많이 발생한다.

주) 태양으로부터의 빛은 우주전체로 퍼져 나가는데 이때 파와 파 사이를 파장이라 하고 파의 높이를 진동이라고 한다. 파장이 작으면 진동수는 크고 파장이 크면 진동수는 적은 것인데 그 진동수에 따라 빛의 성질이 달라진다. 순서로 보면 '감마선', '엑스선'이 있는데 이것들은 투과의 성질이 있다. 그 다음에는 '자외선'과 '가시광선'으로 이어지는데 이것은 반사의 성질을 가지고 있다.

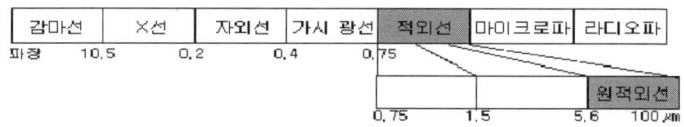

그리고 지구에 이르는 가시광선보다는 파장이 길고, 마이크로 파보다는 짧은 전자파로서 더욱 파가 크고 진동수가 작은 빛이 '적외선'이다. 적외선은 눈에 보이지 않으나 1㎛(미크론) 이상의 파장으로 주로 물질에 흡수되어 열 작용을 가지고 있는 것을 말하며 열선이라고도 한다. 원적외선은 이러한 적외선의 부분적인 영역을 가리키는 말이다.
즉 태양 빛의 일종으로 그 파장 영역을 수치로 표현하면 5.6㎛~1,000㎛로 우리 눈에는 보이지 않는 적외선으로써 이 파장 영역이 공교롭게도 인간을 형성하는 물질 나아가 동·식물을 포함한 생명체를 이루는 성분인 유기화합물, 즉 단백질, 지방질 등의 분자진동 에너지영역과 일치한다. 원적외선은 태양으로부터 오는 순수한 열로서 복사와 침투력에 의해 우리 몸에 흡수되어 말초 모세혈관의 운동을 강화시켜 주므로 혈액순환을 촉진시키는 역할을 한다.

89년 처음 국내 소개된 이후 침대, 장판, 속옷 등에 활용되다가 우리나라 최초의 화증시설인 한증막도 원적외선을 이용한 건강 보조시설이었다는 사실이 알려진 이후 한증막을 개량한 찜질방, 불가마까지 나오게 되었다.

　원적외선은 탈취, 항균, 항곰팡이 등의 작용을 한다는 것은 과학적으로 입증되었으며, 생채에 대한 가온효과, 혈행촉진, 대사 기능항진, 발한촉진 및 진통효과가 보고 되고 있지만 구체적인 효과에 대해선 아직 이렇다 할 연구결과는 나오지 않은 상태이다. 원적외선의 작용은 기존 생체 에너지의 흐름에 대한 보조적인 혹은 추가적인 작용이므로 활용자의 건강상태나 신체특성에 따라 다양한 반응을 보일 수 있다.

　원적외선 발열물질로 쓰이는 물질은 다양하며 그 중 대표적인 것이 맥반석이다. 최근에는 옥과 게르마늄 등을 발열체로 찜질방에서 많이 사용하고 있으나 아직까지 의학적이나 과학적으로 발열체에 따라 어떤 효과가 있는지 규명되지는 않고 있다. 일반적으로 맥반석에서 방출되는 원적외선은 인체의 신진대사를 원활하게 해 체내에 쌓인 납과 구리, 카드늄, 비소 등의 중금속을 제

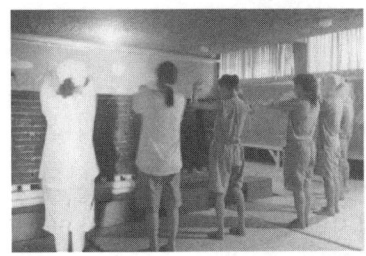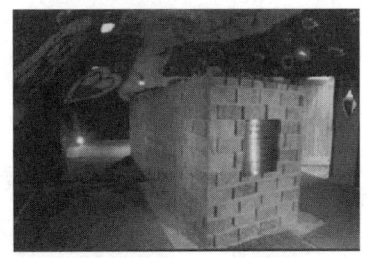

〈불가마 체험실〉

거하는 기능과 노폐물을 배출시킨다. 동의보감(東醫寶鑑)에서 약석(藥石)으로 기록된 천연옥에서 파생되는 기(氣)는 심신에 안정감을 줘 두통 해소, 피로회복, 순환기 장애 등에 좋다고 전해질 뿐이다.

현재 알려져 있는 차이는 발열물질이 원적외선을 방출하는 온도가 다르다는 정도이다. 예를 들어 맥반석은 약 750℃ 이상의 고온에서 달궈야 최대의 원적외선이 방출되고, 옥은 약 300℃ 내외의 저온에서 달궈야 원적외선이 가장 많이 방출된다고 한다. 그러므로 맥반석 체험실보다 체험실의 온도가 낮아야 정상인데 현재 우리나라는 이를 무시하고 운영되는 경향이 다반사라고 할 수 있다.

(2) 잘못 알고 있는 찜질방 상식

원적외선 체험실을 이용하면서 사업광고에서 보면 몇 가지 이해가 가지 않는 문구를 발견하게 되는데, 이상하게도 그것이 올바른 상식인 양 이용되고 있다는 사실에 다소 의아심을 자아내게 한다. 그 중 몇 가지 예를 들어보면 다음과 같다.

첫째, 원적외선을 받고 4~5시간 이내에 물을 만지게 되면 찜질로 확대된 모공이 급격히 수축하여 부작용이 있을 수 있다는 내용이다.

이런 내용이 나온 배경을 생각해 보면 간단하다. 찜질방이나 원적외선 체험실이라는 업태는 공중위생법상 근거가 없어 단순히 신고만으로 개설이 가능하다. 그렇지만 만일 찜질방에 탕을 만들 경우에는 목욕장업으로서 허가를 취득해야 하고 그 기준 또한 매우 까다롭게 되어 있다. 목욕장에서 가장 소비가 많은 것이 물이며, 상하수도료를 일반 상가의 기준을 적용하고 그러면 그 비용이 만만치 않다는 사실이다. 목욕장으로 허가를 받게 되면 물값은 일반 시설보다 다소 감면을 받게 된다. 그러나 원적외선 체험실이나 찜질방에 목욕장을 설치할 경우에 비해 상대적으로 시설비 등의 투자비가 많이 들게 되어, 목욕장보다는 설치가 간단하고 투자비도 적게 드는 찜질방 형태를 선호하게 된 것이다. 이곳에 만일 샤워실을 많이 설치하게 되면 그에 상응하는 지출비용이 상대적으로 높기 때문에 수익이 떨어지게 된다는 이유에서 이러한 이론이 나온 것으로 예상된다.

또한, 인체 해부학적인 견해에서 설명을 하게 되면 인체의 노폐물이 밖으로 나오는 것이 땀인데, 땀을 닦아내지 않는 것이 좋다는 식의 말은 상식적으로 이해가 되지 않는 부분이라고 할 수 있다. 과거 우리나라 전통 한증막의 원리도 다소 온도가 높다는 차이는 있지만 원적외선 원리와 같다. 핀란드식 사우나도 열기욕의 한 종류로서 땀을 내는 시설로 모공이 확대되는 것도 동일하다. 이들은 찬 공기나 찬물로 몸 식히기를 거치는 것이 필수 과정이다. 이처럼 피부와 모공의 신축성을 항진시키는 것이 나쁠 이유는 전혀 없다. 이들이 주장하는 내용이 사실이라면 현재 지어지고 있는 대중목욕장이나 사우나, 온천탕의 사우나 도크는 최근에는 옥이나 황토, 게르마늄 등으로 마감을 하여 원적외선 효과를 설명하고 있다. 그렇다면 탕이나 샤워가 없어져야 하거나 사우나 도크를 만들지 말거나 그래야 될 것으로 사료되어진다. 이러한 검증도 되지 않은 내용을 사실인 양 광고하는 것은 지양되어야 하지 않을까 하는 생각이다.

둘째, 원적외선 체험실을 이용하게 되면 땀을 흘려도 냄새가 없고 끈적거림이 없어 불쾌하지 않으며, 다이어트 효과가 있다. 인체에서 땀을 만들어 내는 기관을 한선이라고 하며 한선에는 아포크린 한선과 에크린 한선이 있다. 아포크린 한선은 피지와 밀접한 관계가 있어 암내를 만들어 내는 주요한 역할을 하며, 피지의 기름성분이 끈적거림을 느끼게 하여 불쾌하게 만드는 것이 사실이다. 여기서 중요한 점을 발견하게 되는데 아포크린 한선은 일반적으로 운동성 발한에 많이 작용해 체온을 떨어뜨리게 되어 있다. 운동 후 땀을 내게 되면 수분은 기화열로 증발하고 기름기가 남아 끈적거림을 느끼게 된다. 그러나 신체의 움직임이 없이 뜨거운 곳에 노출되어 흘린 땀은 에크린 한선의 작용으로 생성되며, 주성분이 수분으로 끈적거림이 없다는 사실이다. 이러한 예는 목욕장의 사우나 도크를 이용해 보면 알 수 있는데 사람들이 사우나에서 흘리는 땀에 대하여 관심이 없어서 그렇지 솔직히 이곳에서 흘리는 땀도 대부분 에크린 한선의 작용으로 끈적거림이 없다. 그리고 많은 땀의 배출은 신체의 수분이 빠진 결과로 수분을 보충하게 되면 몸무게는 정상으로 돌아오게 되어 있다. 이들이 주장하는 땀의 원리를, 차라리 끈적거림이 있어 다이어트 효과가 있다고 한다면 도리어 좋았을 것으로 사료된다.

셋째, 하얀 면 종류의 옷을 입어야 원적외선 효과가 높다.

이것도 다소 의아심이 생기는 대목으로 원적외선은 태양광선에서 발생한 여러 종류의 광선 중 하나로서 상식적으로 생각해 보면 하얀 계통은 빛을 반사시키고 검정계통은 빛을 흡수하는 성질이 있다는 것은 일반 상식이다. 여름에는 하얀 계통의 옷을 많이 입고, 겨울에는 검정계통의 옷을 많이 입는 것도 이러한 원리에서 나온 것으로 알려져 있다. 원적외선도 태양광선의 일종으로 그렇다고 하면 도리어 이들의 주장이 맞지 않는 것을 알 수 있다. 또한, 우리나라 전통 한증막에서는 검정계통의 마대자루나 소금에 절인 쌀가마니를 둘러쓰고 한증막을 한 것은 어떻게 설명이 가능한지 의구심이 가는 대목이다. 이들은 불가마 체험실을 전통 한증막의 개량형이라고 설명하고 있어 논리의 형평성이 맞지 않음을 알 수 있다. 하얀 옷을 입게 하는 것은 시각적으로 깨끗한 이미지와 위생적 이미지를 소비자에게 보여주고 땀을 빠르게 흡수하여 불쾌감을 줄여 보고자 나온 아이디어인 것으로 생각된다.

(3) 건강 찜질방 이용법

첫째, 찜질을 하는 동안 수시로 물을 마셔 수분을 보충하여야 한다.

찜질방에서 운영자의 잘못된 광고에 현혹되어 땀을 많이 뺀다고 아예 물을 입에도 안 대는 사람들이 있다. 하지만 이건 극히 위험한 행위로 체내의 수분이 많이 빠져나가면 탈수 증상이 나타난다. 수분 공급 없이 계속 탈수가 진행되면, 우리 몸은 더 이상 수분을 밖으로 내보내지 않으려고 하기 때문에 땀 분비가 중지된다. 땀의 분비가 중지되면 체온이 급격하게 올라가게 되고, 체온이 40℃ 이상이 되면 체온조절 중추인 시상하부의 기능이 상실하게 되어 현기증이 나고 근육에 경련이 일어나며 진땀이 나면서 맥박이 빨라지는 탈수 증상이 나타난다. 이때에는 바로 수분을 공급하고 안정을 취하여야 하며, 수분 보충을 한다고 식혜나 맥주 같은 음료를 먹는 사람들이 많은데, 이는 별 도움이 되지 않는다. 식혜나 맥주로도 수분을 보충할 수는 있을지 모르나 칼로리가 높아 찜질방에서 소모한 칼로리 이상을 보충해 버리기 때문이다. 가장 효율적인 수분 보충은 소금 성분이 들어 있는 물이 좋으며, 이러한 물이 없을 경우에는 세수도 도움이 된다.

둘째, 발열체 가까이 있는 것을 피하고 장시간 피부 노출은 좋지 않다. 약 10분 정도가 좋으며 열기를 쬔 후에는 10분 정도 휴식을 취한다.

맥반석이나 옥 등의 발열체에 가까이 다가가 있는 것은 급격한 열기로 피부 모공의 확대와 수분의 증발이 생길 수 있다. 이 경우 피부 건조로 좋지 않으며 또한 오랜 시간 땀을 빼면 몸에 무리가 갈 수 있어 무리한 열기욕은 피하는 것이 좋다. 찜질방에서 열기욕을 하는 자세도 사우나에서와 같이 누워 있는 자세가 제일 좋은 자세라고 할 수 있다. 신체가 누워 있을 경우 혈액이 심장을 중심으로 평형을 이루게 되어 말초까지 간 혈액이 쉽게 심장으로 회두할 수 있어 몸이 매우 편한 상태가 된다. 휴식을 위해 밖으로 나올 경우 먼저 누워 있던 몸을 일으켜 앉은 자세로 1분간 앉아 있다가 일어서서 혈액을 원래의 방향으로 흐르게 한 후 밖으로 나온다. 찜질방이나 원적외선 체험실은 목욕장에서의 건식사우나 도크와 같은 원리로 적당한 시간은 목욕장에서의 사우나 도크 이용과 같이 10분 정도가 좋다. 체험실에는 몸을 식히기 위한 냉탕이나 기타 시설이 설치되어 있지 않은 관계로 뜨겁지 않은 휴게실 등에서 최소 10분 이상 휴식을 취한다.

셋째, 머리는 차게 하는 것이 좋다.

고온에 있을 경우 머리나 얼굴 부분을 찬 수건 등으로 감싸는 것이 좋다. 이는 대기순환 원리, 음양오행의 수승화강 원리와 두한족열 원리를 이해하게 되면 쉽게 알 수 있다. 대기상에서 더운 공기는 위로 올라가게 되고 찬 공기는 아래로 내려가려는 성질이 있다. 우리 신체도 더운 혈액은 위로 올라가려 하고, 찬 혈액은 아래로 내려가려는 성질을 보인다. 원활한 혈액 순환이 되려면 머리부분을 차게 하여 혈액을 아래로 내려보내고 다리 쪽은 덥게 하여 위로 올라가게 한다. 이것은 두한족열의 원리와 일치하는데 머리가 더워지면 신경 감각적으로 흥분되어 화가 나는 상태가 됨을 알 수 있다. 보통 속된 말로 화가 날 때 '열 받는다' 라는 표현을 하게 되는데 바로 이러한 증상에서 쉽게 이해할 수 있다. 수승화강의 원리도 마찬가지로 물(차다)은 위로 올라가야 하고 불(뜨겁다)은 아래로 내려가야 한다는 뜻으로 물의 원래의 위치는 위에 있고 불의 원래의 위치는 아래로 자기 자리를 찾게 되어야 한다는 원리이다.

또한, 다른 부위와 다르게 특히 머리는 온도에 민감하여 머리를 고온에 장시간 노출될 경우 두통과 어지럼증 등이 나타날 수도 있다.

넷째, 간단한 마사지를 할 경우 효과가 더욱 좋아진다.

찜질을 할 때 경락마사지를 하면 효과가 좋은데 이는 원활한 혈액순환으로 지압 및 마사지의 자극이 넓게 퍼지며 근육 등이 원활하게 이완되어 효과가 좋아지기 때문이다. 그러나 마사지는 자극을 너무 강하지 않도록, 천천히 기분 좋은 느낌을 받도록 하는 것이 필요하다. 마사지는 팔의 바깥쪽은 밑에서 위로, 안쪽은 위에서 아래로 하며, 다리의 안쪽은 밑에서 위로 바깥쪽은 위에서 아래로 마사지한다. 등은 위에서 아래로 배는 밑에서 위로하며, 옆구리는 위에서 아래로 한다. 마사지는 10분에서 15분 정도를 기준으로 해주는 것이 적당하다.

다섯째, 샤워를 반드시 한다.

앞에서 설명하였던 것처럼 땀을 닦지 않는다는 것은 상식적으로 도저히 이해할 수 없는 일이다. 피부 모공의 신축력 항진과 노폐물 제거를 위해 미지근한 물로 반드시 샤워를 한다. 그리고 마지막에는 찬물로 샤워를 하면 체온조절 중추에서 명령을 내려 피지가 몸을 덮어주게 되므로, 피부가 매끈하게 됨을 느낄 수 있다. 단 고혈압 환자는 급격한 온도 변화에 위험함으로 찬 공기나 찬물로 샤워는 절대로 금한다.

제5장

온천요법

1. 온천의 일반적 개요

온천이나 약수는 만성질환 등 각종 질병을 치유하는 민간요법이다. 예로부터 알려진 온천목욕은 그날그날 피로를 씻는 일반목욕과 달리 일상에서의 스트레스를 씻고 각종 질병을 치료하고 예방하는 등의 효과가 크기 때문에 온천 선진국에서는 오래 전부터 온천의학이라고 하여 전문적으로 치료 및 보양에 힘쓰고 있다.

(1) 온천의 개요

온천이라 함은 지하수가 화산작용, 지열, 단층열에 의하여 가열된 다음 적당한 통로에 따라 용출하는 샘을 말하는데, 지열에 의한 영향이 가장 크다. 일반적으로 온천을 말할 때에는 체온보다 온도가 높거나, 그 지역의 년 평균 기온에 비하여 수온이 높으면 온천이라 하고 있다.

길버트(G.K.Gilbert, 1875)에 의하면, 온천수가 그 지역의 연평균기온보다 15°F가 높은 경우에 온천이라 했다. 그렇지만 스테른(Stearn, 1953)은 그 지역의 지표가 년 평균기온보다 10℉ 정도만 높아도 온천의 정의에 포함된다고 하였다.

1948년 7월 10일 법률 제125호로 제정 공포된 일본의 온천법 제2조에서는 『온천이란 지하로부터 용출되는 온수, 광천수, 수증기 및 기타의 가스(탄화수소를 주성분으로 하는 천연가스를 제외)로서 온천원에서 채취했을 때 그 온도가 25℃ 이상이어야 하며 인체에 유익한 용해물질 중에서 어느 것이나 1개 이상의 물질을 가지는 것을 말한다』고 온천을 정의하고 있다.

그리고 우리나라는 1981년 3월 2일 법률 제3377호로 제정 공포된 온천법 제2조에서는 『온천이라 함은 지하로부터 용출되는 25℃ 이상의 溫水로서 그 성분이 인체에 해롭지 아니한 것을 말한다』라고 정의하고 있다.

온천수는 위의 정의를 보더라도 보통 물과 구별되는 온도(溫度), 밀도(密度), 점성(粘性), 전기(電氣), 전도(傳導) 등의 물리적 성질을 지닌다. 화산활동이 말기에 가까워졌던지 정지상태에 들어가면 구멍이나 틈을 통해서 가스가 분출되는 것을 분기공(噴

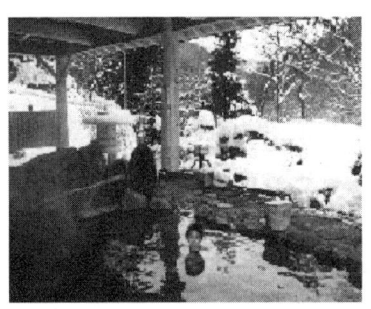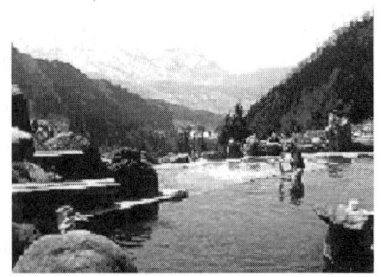

〈일본의 노천온천〉

氣孔)이라 하며, 건조시에는 분기공으로 활동하다가 우계(雨季)
에는 온천으로 변하게 된다.

　대부분의 온천수는 지표로부터 침투된 미수(微水)가 지하 깊은
곳에 스며들어가 마그마성의 열이나 지열, 방사성 물질, 단층활
동에 따른 열에 의해 뜨거워져 단층선(斷層線)이나 기타의 통로
를 따라 지표로 용출된 것이다. 그러므로 온천수 속에 용존되는
광물성분도 다양하며, 이 성분의 변화는 온천 주위의 지질상태
또는 암석구조의 차이에 따라 결정되므로 어느 곳에나 개발이 가
능한 게 아니고 지질학적 특성이 중요하다.

　이러한 특성 때문에 일반적으로 일본, 남아프리카와 같은 국가
를 제외하고는 지하수의 온도가 각국의 연평균 기온 이상인 경우
에 온천수로 규정하고 있는 것이 통례인 바, 현재 적용되고 있는
각국의 온천수 기준온도를 살펴보면 일본, 남아프리카, 우리나라
에서는 25℃ 이상으로 규정하고 있으며, 그 밖에 미국은 21.1℃
이상, 영국, 독일, 프랑스, 이태리 등 대부분의 국가에서는 20℃
이상으로 규정하고 있다. 여기서 일본이나 남아프리카는 나름대
로 타당성을 지닌다고 할 수 있다. 일본은 활화산(活火山) 지역이
며, 남아프리카는 열대지방(熱帶地方)이기 때문에 온천수의 온도
를 다른 나라보다 높게 정하더라도 관광 온천지의 개발상 곤란한
문제는 발생하지 않는다.

　이와 같이 국가에 따라 온천수의 온도는 물론 용존물질의 한계
치도 각각 다르게 규정하고 있다. 즉, 온천에 대한 법률적 정의는
그 나라의 여러 가지 사정, 형편, 지질학적 조건 등의 요인에 따
라 다르게 규정되고 있다.

최근 스파라는 용어가 온천의 의미로 많이 사용되고 있는데 그 유래를 보면 두 가지의 설이 있다. 벨기에에 있는 온천지 스파(SPA)라는 고유명사가 영어에서 온천, 광천이란 보통명사로 변했다는 설과 목욕이 가장 발달한 로마시대에 아주 화려한 분수를 둘러본 네로 황제가 외친 "시나타스 페르 아쿠아스(sanitas per aguas)", 즉 "물을 통한 건강을"의 첫글자를 따서 만든 것이 오늘날의 스파(spa)가 되었다는 설이 있다.

벨기에의 스파라는 곳에서 용출하는 광천성분은 탄산에 철분이 함유된 냉천으로 대단히 귀중한 자원으로 생각하고 있으며 국가관리하에 두고 있다. 벨기에에서는 이 광천을 원료로 하여 스파 모노불에 있는 온천수를 병에 담아 스파미네랄워터, 스파 오렌지 쥬스 등 소프트 드링크를 하루 10만개 정도를 제조하여 유럽 각지에 수출 판매하고 있다.

(2) 온천의 종류와 효능

온천의 분류는 함유하고 있는 화학성분에 의한 온천, 수온에 의한 온천, 용출 형태에 의한 온천으로 구분할 수 있다. 즉, 온천이 함유하고 있는 화학성분에 따라 단순천, 식염천, 유황천, 방사능천 등으로 구분되며 우리나라에서 현재 통용되고 있는 용해성분에 의한 분류를 보면 총고용물량이 낮고 특이한 성분도 없을 경우 단순천, 나트륨(Na), 염소(Cl)가 500mg 이상일 때 식염천, 중탄산이온(HCO3)이 1,000mg 이상일 때 중탄산염천, 유화수소(H2S)가 1mg 이상일 때 유황천, 황산이온($SO4^2$)이 1,000mg 이상일 때 황산염천이라고 부른다.

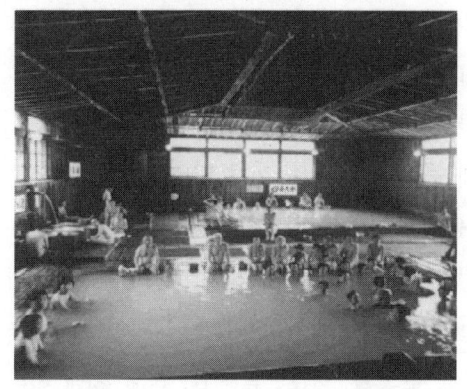

〈일본의 온천욕 전경〉

① 단순천

단순천은 34℃ 이상을 유지하면서 유리탄산 및 고형성분의 함유량이 물 1Kg 중 1,000mg 미만인 것을 말한다. 한마디로 단순천이라고 하여도 성분은 복잡하여 많은 것을 포함하고 있다. 다만 식염천, 중조천, 석고천과 같은 성분을 함유하고 있어도 그 함유량이 적으면 단순천이 되는 것이다. 염분의 함유량이 적기 때문에 특수한 자극은 없고, 단지 일반적인 성능인 피로회복, 신경통 등에 효능이 있어 온천이라 하는데 우리나라의 온천 중 약 84%가 이에 속한다.

단순천의 치료효능에 관계하는 것들은 물리적 인자에 따라 그 효과도가 달라지는 데 단순천은 광물질량이 적으므로 온열적인 자극이 크지 않으며 그래서 인체에 대한 자극작용도 큰 무리가 없다는 장점을 가진다.

단순천의 온도는 통증을 완화시키는 작용을 하며 근육긴장으로 오는 운동 기능장애를 없애는 데 좋은 영향을 준다. 또한 비특이

적인 자극작용과 함께 혈액과 림프순환을 강하게 하고 염증성 산물들의 흡수를 촉진시키고 교감신경과 아드레날린 계통을 활성화하여 몸의 영양 적응능력과 병에 대한 저항성을 높인다.

이러한 단순천은 인체에 무리가 적은 관계로 다양한 질병에 적응증을 가지는 데 신경계통으로는 신경염, 말초신경 외상후유증, 척수막 염증, 뇌수 및 뇌막의 감염성 질환, 소아마비, 신경근염 신경통 등에, 운동계통으로는 류마티스 관절염, 비결핵성 척추관절염, 골막염, 염좌, 근막염, 건초염, 창상, 골수염, 궤양 등에, 생식기 계통으로는 자궁 내막염, 자궁 주위염, 골반 내막염, 질염, 난소기능장애, 불임증 등에, 심장 순환계통으로는 혈전성 정맥염, 고혈압 등에, 피부 계통으로는 지루선 습진, 피부염, 신경성 피부염, 가려움증, 직업성 습진 등에 적응증을 가지는 반면 다발성 관절염, 관절의 심한 연축 등에는 금기증으로 되어 있다.

② 식염천

식염천은 온천수 중에 식염성분이 많이 함유된 온천을 말하는데 물 1Kg 중 1,500mg 이상의 식염이 함유되어 있으면 강식염천이라고 하고, 물 1Kg 중 5mg 이하인 것을 약식염천이라 한다. 이 약식염천은 노약자에게 좋은 온천에 해당된다. 식염천은 입욕하면 염분이 피부에 붙어 있는 땀의 증발을 막기 때문에 목욕 후에도 몸이 후끈후끈 따뜻하고 보온효과가 있기 때문에 열탕이라고도 하며 겨울에 좋은 탕이다. 류머티스, 신경통, 창상, 요통, 근육통, 외상의 후유증 등에 효능이 있다. 이외에 냉증, 타박상, 염좌, 부인병, 불임증에도 잘 들고 음용하면 위액의 분비를 촉진하여 위장의 활동을 좋게 하기 때문에 위장질환에도 좋다.

식염은 피부에 가벼운 자극과 온열작용을 해 염증을 없애고 진통작용이 있으므로 습진, 신경성 피부염, 만성 두드러기, 피부염, 가려움증, 피부의 화농성 염증의 치료에도 이용된다.

식염이 흡수되면 체내에 수분이 축적되어 부종을 일으킬 염려가 있으므로 신장병이나 심장병 등으로 부종이 생기는 환자 및 심한 고혈압 환자에게는 금기로 되어 있다.

우리나라에는 비교적 많은 온천 중 약식염천이 많다. 해변 가까운 거리에 있는 온천 중에 해운대, 동래, 마금산 온천 등이 유명하다. 자극이 매우 약하기 때문에 허약 아동이나 노인들, 병후의 회복기에 적당하다.

③ 유황천

유황천은 물 1Kg 중 1mg 이상의 유황이 섞여 있는 온천을 말하는데 이곳에는 달걀 썩은 냄새가 나는 것이 특징이라 할 수 있다. 모세혈관이나 관상동맥, 뇌동맥을 확장시키는 작용이 있기 때문에 동맥경화증과 동상에 효능이 있으며 혈액 중에 구르타지온이나 비타민C의 농도가 높아져서 해독작용도 강하고 피부병 외에 금속중독에 특효이며, 각화증 개선, 습진 등의 피부질환에도 효과가 있다. 류마티스, 신경통, 당뇨병, 변비에도 좋으며 항기생충 작용도 있어 마시면 신진대사를 왕성하게 한다. 혈색소의 재생을 촉진시키는 역할뿐만 아니라 통풍이나 만성 변비에도 효과가 있다.

또한, 호흡기 계통의 만성기관지염, 알레르기성 비염, 인후염,

편도선염 등에도 효과가 있다. 단, 유황천은 병약한 사람이나 노인에게는 적합하지 않고 피부의 염증을 일으키기 쉽기 때문에 피부나 점막이 과민한 사람은 피하는 것이 좋다. 특히, 간장계통의 신장염이 있는 사람은 금기로 되어 있다.

유화수소는 피부나 점막을 통해서 비교적 쉽게 체내에 흡수되어 환원력이 강하고 호흡 효소의 활동을 억제하기 때문에 고농도에서는 호흡 중추가 마비되어 중독사를 일으킬 수가 있으므로 유황온천에서는 욕실의 공기를 잘 환기시켜 주어야 한다.

우리나라에는 도고, 백암, 부곡, 포천 온천 등이 이에 속하며 특히 북한지방에 많은 것으로 알려져 있다.

④ 방사능천

방사능천은 방사능작용을 강하게 나타내는 광천을 말하는데, 라돈천 또는 라디움천이라고도 부른다. 방사능천은 물 1 l 중에 라돈의 양이 8.25mache 이상 되어야 하며 라디움의 양은 1억분의 10mg 이상 함유한 것을 말하는데 화강암 지대에 많다. 입욕하면 신경통이나 류머티스, 자율신경실조증에 잘 듣고 마시면 통풍이나 당뇨병, 불임병 등에 좋다. 또한 방사능천은 일련의 산업성 중독의 예방과 치료에도 쓰이며, 간기능 장애를 겸한 만성위염과 위, 십이지장궤양 환자들에게도 좋다.

음용 및 흡입시에는 신장결석, 요로의 만성질환에 효과가 있고, 또 아드레날린에 결항하기 때문에 혈압을 내리는 경향도 있고 말초순환 장애를 개선하기도 하며 뇌하수체, 부신계, 난소, 고환 등에도 기능항진적으로 작용한다는 보고도 있다. 라듐의 용해도는 온도에 반비례하므로 라듐은 천온이 높지 않은 온천에 함유되어 있다. 금기증으로는 피부의 짓무름을 일으키기 쉬운 천질이기 때문에 주의가 필요하며 협심증, 동맥경화증, 혈압 3기, 심한 당뇨, 갑상선 중독, 악성 종양, 결핵성 질병, 신장병 등에는 금기로 되어 있다.

우리나라에는 유성, 덕산, 해운대, 백암온천 등이 이 온천에 속한다.

⑤ 탄산천

탄산천은 물 1kg 중에 유리탄산이 1000mg 이상 함유된 것을 말하며, 무색투명으로 약간의 산미가 있고 사이다와 같은 맛이 난다. 탄산가스의 작은 물방울이 무수하게 나오기 때문에 기포탕이라고도 한다. 천온이 높으면 탄산이 기화하여 탄산가스가 되어 버리기 때문에 냉천이나 미온천이 많은 것도 이 온천의 특징이다. 탄산천이 고혈압탕, 심장탕으로 알려진 것은 탄산가스의 거품이 자극을 주고 피부에 흡수되므로서 모세혈관이 확장되기 때문이다. 혈액의 순환이 잘 되고 혈압이 내려가 심장의 부담을 가볍게 해준다. 탄산천은 육체적인 부담으로 생긴 피로를 빨리 회복시키며 신진대사, 식욕의 항진, 심기능의 항진, 판막증, 천식, 유산, 발기 부전, 빈혈, 신경통 등에 효과가 있고, 부인병이나 류머티스에도 효능을 보인다.

탄산천 음욕시에는 위장점막의 혈관을 확장하여 충혈을 일으켜 위장의 운동을 촉진시킨다. 위장 활동이 완성해지기 때문에 위장병 치료에 도움을 주고, 식후에 마시면 복부의 압박감, 팽만감을 제거하고 변비나 위장이 약한 데도 잘 듣고 이뇨작용도 촉진한다.

이에 반하여 아침에 빈속으로 탄산천욕을 하는 것은 저혈당을 일으킬 수 있으므로 그리 좋은 것으로 보지 않고 있고, 급성심근내막증, 심장혈액순환 장애, 심근염, 심장천식, 폐기종, 심장기능 장애가 있는 고혈압, 심장 동맥경화증 등에는 금기로 되어 있다.

우리나라의 온천 중에는 온양온천이 유명하다

⑥ 산성천

산성천은 천수 1kg 중에 수소이온이 1mg 이상 함유되어 있는 온천으로 냄새가 강하고 유산이나 염산, 붕산 등을 다량 함유하고 있어 산미도 강하다. 유화수소, 녹반, 명반 등도 아울러 함유하고 있는 경우가 많아 살균력이 매우 강하며 무좀이나 습진 등의 각종 피부병과 이외에도 트리코모나스 질염 등에 효과가 있다.

고온천에 많은 것도 특징이며, 무색이 보통이나 황색이 된 것도 있으며, 주로 입욕에 이용되나 마시면 위산의 분비를 억제하고 저산증의 사람이면 산을 높이는 활동을 하기 때문에 어느 쪽에도 좋다. 입욕하면 자극을 느낄 정도이며 강한 산성천의 경우는 피부에 온천탕 짓무름이 생기기 쉬우니 피부가 약한 사람이나 병약자 노인은 피하도록 해야 한다. 보통의 사람은 피부에 스미는 정도로 하고 피부가 민감한 사람은 입욕 후 맑은 물로 씻어내는 것이 좋다. 산성천은 일본 특유의 온천으로 우리나라에는 거의 찾아보기가 쉽지 않다.

⑦ 중탄산토류천

중탄산토류천은 진정작용이 있는 토류 유황을 함유한 무색 투명의 온천으로 비누가 잘 풀어지지 않고 소염과 경련의 완화 작용이 있기 때문에 두드러기나 만성의 피부병, 알레르기성의 각종 질환에 효과가 있다. 마시면 당뇨병의 혈당치를 저하시키는 작용이 있고 뇨산의 배출을 촉진하기 때문에 통풍에도 효능이 있다. 또한 성분의 중탄산염이 위장 내에서 이상발효한 산을 중화함으로서 만성의 위장병에도 좋다.

⑧ 중조천

중조천이란 온천수 1kg 중에 340mg 이상의 중조를 함유하고 있는 온천을 말하며 식염이나 황산나트륨을 함유하는 것이 많다. 보통 알칼리천이라고 부르기도 한다. 무색 투명이며, 목욕 후에는 피부의 지방분이 제거되어 상쾌한 느낌을 갖게 한다.

피부병, 창상, 화상, 신경통, 류머티스, 신장병, 담석증, 만성 담낭염 등에 효능이 있다. 식전에 천천히 마시면 위산과다증이나 위궤양에 효과가 있고, 식후에 차게 하여 마시면 위약결함증에 좋다. 이 온천은 또한 요산의 배설을 촉진하기 때문에 통풍에 좋으며 변비 및 당뇨병에 효능이 있다.

프랑스의 비쉬온천이나 독일의 칼스바트 온천은 간장병, 통풍 등에 효능이 있는 온천으로 유명하다.

우리나라에는 마금산 온천과 오색 온천이 이에 속한다.

⑨ 명반천

산성명반천, 산성명반 녹반천으로서 용출하는 것이 많다. 눈에 좋은 탕이라고 하여 '눈의 탕' 이라고도 하며, 만성 피부질환이나 점막의 염증, 무좀, 다한증에 효과가 있고 결막염에 특효이다.

⑩ 철천

온천 1kg 중에 철 이온이 20mg 이상 함유된 온천으로 적갈색을 띠며 찬산철천과 녹반천이 있다.

병원균에 대한 살균력이 강하고 이뇨작용도 있다.

빈혈, 류머티스 질환, 신경계 질환, 신장염, 불임증, 신경쇠약, 갱년기 장애, 만성위염, 위 수술후유증, 위 십이지장 궤양, 만성 소대장염, 월경장애, 난소기능장애, 히스테리, 생식기 질환, 갱년기 장애, 요로 계통 염증성 질환 등에 효과가 있다.

폐결핵, 소화불량, 위궤양, 순환기 장애 계통의 병을 가진 사람은 철천의 목욕을 피하는 것이 좋고, 급성기 소화기병, 혈액순환 기능부전, 결핵, 백혈병, 회복 불능한 빈혈, 심한 변비는 금기로 되어 있다.

우리나라의 철천으로는 이천, 덕구, 동래, 해운대온천 등이 유명하다.

또한 온천의 분류 중에서도 수온에 의한 온천 분류로는 수온이 25℃ 이하이면 냉천, 25~34℃이면 미온천, 34~42℃이면 온천, 42℃ 이상이면 고온천이라 하며 온천의 용출형태에 따라서는 간헐천과 용천으로 구분한다.

온천명	특 징	효 능
단순천	함유성분이 적은 온천으로 '단지 25℃ 이상의 온천이고, 동형성분 및 유리탄소의 함유량이 물 1ℓ 중 1,000mg 이하인 것'	신경통, 류머티스, 뇌졸증의 회복기, 골절이나 외상 후의 요양, 위장병
탄산천 (이산화탄소천)	탄산가스를 포함한 온천으로, 마시면 사이다와 같은 맛이 난다. 입욕하면 기포가 살갗에 생긴다.	고혈압, 간장병, 중풍, 복부 팽만감, 위장병, 이뇨작용
중탄산토류천 중조천 (칼슘,마그네슘 탄산수소염천)	탄산수소이온이 음이온으로서, 칼슘이온 및 마그네슘이온이 양이온의 주성분을 이루고 함유 총성분이 물 1ℓ 중 1,000mg 이상인 것	피부병, 위장병, 알레르기체질, 진정, 경련완화, 소염작용, 골막염, 관절염, 간경병, 약물중독, 당뇨병, 신장결석
식염천 (나트륨 염화물천)	염분을 포함하고 있기 때문에 짠맛이 난다.	신경통, 류머티스, 타박상, 수족냉증, 부인병, 간장병, 변비, 생식기질환, 요통에 좋고, 위산과다, 고혈압, 심장병에는 해롭다.
유황염천 (망조천, 석고천, 정고미천)	마시면 쓴맛이 있다. 물 1ℓ 중 1,000mg 이상의 성분을 지니고, 음이온, 양이온으로 명칭과 성분이 다르다.	망조천:신경통, 소화기질환, 만성부인병 석고천:방광염, 늑막염, 당뇨병, 결핵 정고미천:신경통, 신장염
철천	용출시에는 상관없지만 공기에 닿으면 점점 산화하여 갈색이 된다.	빈혈, 갱년기 장애, 신경통, 류머티스, 부인병, 신장염
유황천	단순 유황천과 유화수소천의 2종이 있고, 용출시에는 투명 하지만, 곧 황백색의 물로 되고 달걀 썩은 냄새가 난다.	만병에 좋다고 알려져 있는데, 특히 피부병 계통에 좋다.
산성천	입에 넣으면 신맛이 난다. 물 1ℓ 중 수소이온 1mg 이상을 함유하는 것. 살균력이 강하다.	무좀, 습진, 매독, 만성피부병, 류머티스

2. 건강온천요법

(1) 온천요법이란?

말 그대로 온천을 병의 치료수단으로 이용하는 것을 말한다. 온천수의 함유성분에 의한 화학적 약리작용과 온천수의 온열작용, 정수압, 부력, 침투압, 마찰저항 등의 물리적 작용 등이 합쳐져서 치료효과를 나타내는 것을 온천요법이라 하는데, 이런 온천요법을 통해서 질병예방과 만성병 치료에 큰 역할을 하며 또한 건강만들기(보양)에 이바지한다는 뜻으로 탕치효과라고도 한다.

온천요법은 약물요법이나 외과요법과 같이 병원균에 직접 작용한다는 것보다 환자의 신체에 작용하여 기능을 정상적으로 돌리고 운동과 식사요법 등을 합쳐서 병에 대한 저항력이나 회복력을 높임으로써 치료효과를 나타내는 것으로 단시일에 즉시 효과가 나타나기보다는 어느 정도의 기간이 지나야 한다. 적어도 1주일간, 보통 2~4주간 정도가 필요하다.

온천치료법에 일반적으로 통용되는 병으로서는 신경통, 근육통, 관절통, 통풍, 요통, 류머티즘, 운동마비, 관절염, 염좌, 만성소화기병, 위약, 창상, 냉증, 만성피로 등과 같이 병후 회복기·피로회복, 건강증진에 효과가 있다.

그러나 온천욕을 해서는 안 되는 병으로는 모든 급성질환(특히, 열이 있는 경우), 활동적 결핵, 악성종양, 무거운 심장병, 호흡부전, 출혈성 질환, 고도의 빈혈증이며, 그 외 병세 진행중의 질환, 임신중(특히, 초기와 말기)이고, 42℃ 이상의 고온욕에는 고도의 동맥경화증이나 고혈압증에는 금기로 되어 있다.

온천요법에는 직접 환부에 작용하는 수 물리치료법과 온천수를 마시는 방법인 음천요법으로 구분한다. 인체에 대한 온천욕과 음천의 효과는 함유성분에 따라 많이 다르며 천질에 의한 특징이 있으므로 이 점을 특히 유념하여야 한다.

단순천은 함유성분이 소량이므로 신체에의 자극이 적어 적용범위가 넓다. 입욕용으로는 대다수의 천질이 절상, 만성피로증에 좋지만 고혈압, 동맥경화증에 좋은 천질도 있다고 한다.

일반적으로 현대의 온천요법에서 최적의 병은 만성질환과 성인병이고 보통의 의학치료법으로 고치기 어려운 병의 치료에 크게 기대를 하고 있다. 온천요법은 대체의학(Alternative Medicine)으로서 주목받고 있으며, 입욕과 음용, 흡입과 관주, 세정 등의 형으로 이용되는데 일반적으로는 입욕과 음용이 가장 많이 이용되고 있다.

(2) 온천욕법의 종류와 효능

온천욕법을 알기 전에 우선 탕치효과를 보기 위해 온천장을 찾는 일이 매우 중요한데 온천장을 선택하는 기준을 보면 첫째, 질병의 증상과 목적에 적합한 효능을 가진 온천인지 알아야 하고, 둘째, 금기증과는 문제가 있는지 없는지를 알아야 하며, 셋째, 질병의 치료효과를 높이기 위해서는 전문의사의 지시를 받는 것이 중요한 기준이다.

단순히 온천장에 가서 온천수로 목욕을 하면 효과가 있는 것은 아니다. 온천의 이용에는 전신욕뿐 아니라 각 온천 특유의 음천법, 증기욕(사우나), 부분욕, 압주욕, 물맞이욕 등 다양한 탕으로 구성되어 신체조건 및 그날의 신체 컨디션 등에 따라 이용하는 방법이 다르며, 효과 또한 달라진다.

① 전신 입욕법

온몸을 여러 번 온천에 담그는 방법이다. 몇 번이고 많이 탕 안에 담그기만 하면 된다는 것이 아니고, 각 온천마다 하루의 목욕 횟수가 정해져 있는 것이 보통이다. 대개의 곳에서는 하루에 3회 내지 4회가 보통이며, 그 이상 많이 더운 물에 들어가면 도리어 병이 날 수도 있다.

하루의 목욕시간도 온천의 깊이나 온도에 따라 다르지만 욕탕 안에 있는 것은 3~5분간이 적당하며, 온천수가 뜨거울 경우는 그보다도 적게 하고, 욕탕 안에 장시간 있는 것은 금물이며 길어야 30분~1시간 이내로 하고 다른 방으로 옮기는 것이 좋다.

순환기 계통에 다소 문제가 있는 사람은 전신입욕법보다는 배꼽까지만 입욕하는 부분욕을 하는 것이 좋다. 보통 일반 목욕탕의 욕탕 안에는 계단이 있다. 이것이 부분욕을 위한 계단으로 부분욕은 계단에 걸터앉으면 된다.

② 음천법

우리나라에서는 목욕에 비하여 보급되어 있지 않지만 서구에서는 중요한 온천치료법으로 되어 있다. 온천수가 솟아 나오는 것을 마시는 것이 효과적이며 받아놓은 온천수는 탄소성분이 이탈하거나 에마나티온이 감소하므로 효과가 적다.

마시는 시간은 식전 공복시가 원칙이나 철천 같은 자극이 강한 온천수는 식후에 두세 모금쯤 마시면 좋다. 단순천 같은 자극이 적은 물은 소량에서 시작하여 양을 늘여 나가고 하루에 500cc 정도까지 마시도록 한다.

일반적으로 38℃ 전후가 알맞은 온도지만 변비를 좋게 하기 위해서는 좀 식혀서 마시고 설사를 막기 위해서는 좀 따뜻하게 마셔야 한다.

③ 증기욕(사우나욕)

특수한 온천에서는 땅속에서 솟아 나오는 화산 수증기를 이용하여 천연의 증기욕을 즐길 수가 있다. 10여 분 정도 증기욕을 하고 높은 산의 미풍을 맞으면서 떠 가는 구름을 보노라면 그야말로 별천지가 따로 없을 것이며 상쾌하기 그지없다. 일본 등 온천 선진국에서는 이러한 수증기를 보다 효과적으로 이용하기 위하여 상자찜이라는 시설을 만들어 머리를 제외한 신체 전부분이 나무로 만든 상자찜통에 들어가 증기욕을 즐기기도 하는데, 이 원리는 두한족열의 원리를 적용한 것으로 혈액순환을 더욱 왕성하게 한다. 무한한 인내력을 강조하는 일반 사우나 도크에서의 사우나욕의 효과보다도 더욱 큰 효과를 낸다는 보고가 있다.

④ 효과를 높이기 위한 온천욕

온천을 찾을 경우 개인의 신체상황, 계절의 변화 등을 잘 파악하여야 하며, 입욕시간은 종류와 체질에 따라서 차이가 있으므로 적당한 입욕방법을 제시하는 온천업소를 이용하는 것이 바람직하다.

최초의 입욕 횟수를 1일 1회 정도로 하고 그 후 1일 2회, 그리고 차차 1일 3회까지 늘리며, 요양기간은 3~4주가 가장 적당하지만 적어도 2주 이상이 바람직하다. 요양 시작 후 1주일 전후에 온천중독증 반응이 나타나는 경우가 있지만 이 시기가 지나면 본격적인 회복의 기미가 나타난다. 병세가 악화된 것과 같은 중독 반응을 보일 때에는 입욕횟수를 줄이거나 중단하여 증세의 회복을 기다렸다가 입욕을 계속한다. 강한 산성천이나 황화수소천에서는 입욕 후에 피부가 짓무르기 쉬우므로 피부가 민감한 사람은 입욕 후에는 보통 물로 씻어내고, 온천성분을 잘 닦아낸다.

　입욕시간은 온도에 따라 다르지만 최초에는 5~10분간으로 하고 익숙해지면 연장하는 것이 좋으며, 최초 탕에 들어갈 때는 입욕 전에 먼저 탕물을 심장에서 먼 곳인 다리부터 차츰 상층부로 하여 머리까지 탕물을 끼얹어 신체를 따뜻하게 하고 욕조에 들어가면 뇌빈혈을 예방할 수 있다.

　목욕 후에는 몸에 묻은 온천수를 닦아내지 말고 체온으로 말리는 것이 가장 좋은데, 그 이유는 우리의 피부는 땀구멍이나 모공으로부터 어느 정도는 흡수작용을 하기 때문에 온천수의 유익한 성분이 몸 안으로 충분히 스며드는 시간이 필요하다. 그리고 우리 몸은 아무리 유익한 성분이라고 하더라도 액체상태에서는 흡수작용이 거의 불가능하고 녹는 가스체 형태로 흡수하기 때문에 온천수가 묻어 있는 상태에서 건조시키게 되면 인체에서 기화열이 발생하여 수분이 증발하면서 유익한 성분이 가스체 형태로 우리 몸에 흡수가 된다. 따라서 온천욕 후 타올로 닦아내지 않는 것만으로도 보다 큰 입욕 효과를 볼 수 있다. 단 식염천이나 피부병 환자는 예외로 한다.

온천을 이용하기 전에 먼저 자신의 병증이나 신체조건에 적합한 온천을 찾아내어 이용하는 것도 온천의 효과를 높일 수 있는 방법이며, 온천이용 온도는 38~42℃가 적당하다. 42℃ 이상의 고온욕은 신경통과 같은 특수한 질병을 치료하는 데 좋지만 노이로제, 신장기능에 이상이 있는 당뇨병 등 소모성 질환이 있으면 더욱 악화될 위험이 있으므로 조심하여야 한다.

탕속에서 10분 이상의 잠을 자는 행위나 뜨거운 열탕에 급히 들어가는 것은 금물이다. 뇌에 충격을 주어 출혈의 원인이 될 수 있으며 목욕탕 문을 나설 때 핑 도는 뇌빈혈의 원인이 될 수 있기 때문이다.

(3) 병을 치료하는 온천요법

대개의 사람들은 온천에 대한 기초지식 부족으로 온천의 효과에 의문을 가지고 있는 경우가 있다. 온천은 수돗물을 데운 것과는 완전히 다르며 실제로 이용할 수 있는 효과적인 의료 수단이다.

근대의 약물치료나 동양의학의 치료에서 큰 효과를 거두지 못한 환자들이 온천요법에 전념하는 모습을 볼 수 있다.

① 온천의 작용

사실, 온천이 인체에 미치는 작용에는 직접적인 작용이란 앞장에서 설명한 수압에 의한 기계적 작용, 즉 정수압과 온열작용, 부력, 용해성분의 화학작용을 말한다. 온천도 일반 온수의 작용에 의해 인체에 미치는 영향은 거의 같은 수준이며 일반에서 믿고 있는 정도로 온천수에 포함된 화학성분이 갖는 효과는 그다지 크지는 못하다. 탕 속에 목까지 몸을 담그면 배 주위가 수압을 받게 되어 몸에 약 50kg의 압력이 작용하게 된다. 또한 수압은 혈액이나 림프의 흐름을 촉진시키고 순환기, 간장, 비장 등의 기능을 활발하게 하는 것과 동시에 하반신의 혈액순환을 개선시켜 부종이나 피로를 해소시켜 준다. 그리고 열기에 의해 피부의 혈액순환이 원활해져 피지 분비가 왕성해지고, 여분의 지방이나 노폐물이 배출되어 체내 지방의 균형이 이루어지므로 윤기 있는 피부를 갖게 만든다. 또한 부력 작용은 정신적인 편안함을 주는 효과도 있다. 온천수에 포함된 마그네슘, 칼슘, 소금 등은 목욕한 뒤의 따뜻한 기운을 오래 유지하고, 유황성분은 피부각질의 연화나 신진대사를 높이고, 명맥성분은 상처에 대한 수검작용이 있음은 확실하지만 이것이 피부를 통하여 인체에 들어가서 병에 유효성을 발휘하는 일은 매우 적다고 한다.

이것은 고온 자극, 기계적 자극, 함유성분의 자극이 일체가 되어 피부에 일종의 스트레스를 주고, 그 스트레스에 의하여 인체를 조정하고 있는 자율신경과 내분비에 변조를 일으킴을 말한다. 즉 가벼운 스트레스를 주어 인체에 내구력을 줌으로써 각 기관의 기능에 새로운 활력을 불어넣어 주는 작용이다. 이것은 수많은 실험을 통하여 확인된 사실이며, 최근에는 하루 동안의 호르몬의 리듬에까지 영향을 끼친다는 것이 밝혀졌다.

하지만 효과만 따지고 무조건 탕에 오래 들어가 있는 것만이 능사는 아니다. 온천 성분이 피부를 통해 체내에 흡수되는 정도는 온천욕의 횟수에 따라 점차 감소하고, 온천 자극에 대한 생체 반응도 점점 순화되어 그 효과는 점차 떨어지기 때문이다.

온천의 작용은 단기간에 효과를 거두기는 어렵다. 적어도 1주일 이상의 기간이 필요하고 1박 2일 정도의 온천 숙박과 바른 온천욕 없이 무작정 수행하는 방법은 스트레스를 제거하기보다는 오히려 피로를 남길 우려도 있다.

② 탕치기간

온천을 이용할 때 탕치효과를 보기 의한 기간을 정하는 데 있어서 3양(三養)이 있는데 첫째, 질병을 치료하는 요양(療養), 둘째 질병을 예방하기 위한 보양(保養), 셋째 피로한 심신을 회복시키는 휴양(休養)을 3양이라고 부른다. 여기서 자신이 이용하려는 탕치효과가 어디에 해당하는지를 먼저 결정하여 일정을 정하게 된다. 일반적으로 휴양은 스트레스를 받은 심신을 회복하는 심심이완이 목적으로 천질과 효능과는 상관없이 보통 1박 2일 정도면 충분하고, 보양은 조금의 여유를 가진 4일에서 일주일 정도로 온천탕의 효능과 신체의 적합성 등을 고려하는 것이 좋다. 한편 요양은 일주일에서 3주간까지 온천의 효능과 신체의 적합성, 금기증 등을 정확히 파악하여 시행하는 데 온천은 즉시 효과가 나타나지 않는 특징을 가지고 있어 느긋한 기분으로 효과가 나타날 때까지 기다리지 않으면 안된다. 게다가 한번의 온천욕에서는 최저 10일에서 2주일 정도는 묵어야 하며 그것을 년간 수회에 걸쳐서 수행하여야 한다.

온도, 용해성분, 기계적 자극, 기후 환경요소가 일체가 되어야 한다. 처음에는 인체의 조절기구에 변화를 가져온다. 그래서 이

제까지 조정되고 있던 여러 기관의 작용이 흐트러진다. 이러한 여러 기관의 작용은 온천욕을 즐길수록 재조정되며 늘 조화된 상태로 되돌아가려고 하는 힘이 생기나 일단 재조정이 완성되면 이전보다 더 강한 항 스트레스 작용이 생겨난다. 신진대사가 더 왕성해지고, 각종 호르몬 분비도 증가하며, 심신에 건강함이 충실해진다. 이렇게 되는 시기도 각 온천에 따라 다르지만 가장 짧아야 1주일, 길면 3주일쯤의 폭이 있다.

이 정도의 탕치기간을 가져야 효과를 볼 수 있다. 당일 또는 1박 2일로는 신체의 세척 정도의 효과밖에는 볼 수 없다. 또 너무 오래 목욕탕에 들어가 있어서 탈이 생기면 목욕횟수를 줄이고 안정을 취하면 곧 탈이 가시고, 그 후부터는 정말로 건강함이 몸에 넘치게 된다.

그러므로 온천욕은 최소 2주 정도가 알맞고 적어도 3~4일 정도는 필요하다. 하루 온천욕 횟수는 처음 며칠 동안은 하루 1회 그 후는 2~3회로 늘린다. 그러나 3회 이상은 삼가야 한다.

③ 온천 탕치효과가 높은 질병 및 천질

일반인 중에서는 생활을 계속하면서도 늘 몸이 불편한 사람이 있다. 이런 사람은 의사들도 상대하기를 싫어한다. 그 이유는 기질적인 병으로 단정할 수가 없기 때문이며 특별한 약도 없다.

심신증, 자율신경실조증, 가벼운 우울증, 갱년기 장애, 신체 증상을 가지고 있는 노이로제 등의 병이 있는 사람들이 이에 해당한다. 본래 이런 병은 현대사회의 스트레스에 시달려 심리적으로 견뎌내지 못하기 때문에 자율신경이나 호르몬계의 상태가 흐트러져서 일어나는 증상이다.

그런데 앞에서 말한 것처럼 일정 기간의 온천요법은 자율신경이나 호르몬의 깨어진 균형을 낮게 해 주는 작용을 가지고 있다. 따라서 이러한 병에는 온천요법의 효과가 크다.

다음으로 효과가 있는 것은 몸을 따뜻하게 하면 진통효과가 나타나는 병인데, 류머티스나 신경통이 어느 온천에나 잘 듣는다는 말은 그 때문이다. 그렇지만 온천 가기 전에 의료기관에서 세밀한 진찰을 받아야 한다. 최근에는 뇌혈관 장애와 같은 중추신경계 병의 후유증 치료를 목적으로 온천을 이용하는 경우가 많다. 본래 온수 중에서는 신체의 움직임이 가볍게 느껴져서 운동기능의 회복에 도움이 될 뿐만 아니라 온수의 온도와 수압이 마비된 신체의 혈액순환을 좋게 해준다. 온천에는 일반 온수에는 없는 다양한 성분이 들어 있으므로 그 효과를 더욱 높일 수 있다. 질환에 따른 온천수의 천질은 다음과 같다.

ⓐ 류머티스성 질환

만성관절 류머티스, 변형성 관절증, 척추증, 근막염, 근육통, 신경통, 관절 주위염증, 건초염 등 치료기간은 3주 이상이며, 유럽은 8주 이상 온천요법을 시행한다.

천질은 유황천이 최고이며 그 외 식염천, 단순천, 산성천, 방사능천, 단순 알카리천 등이 있다.

ⓑ 순환기 질환
• 고혈압 및 동맥경화증

불감온도에 가까운 38℃ 전후가 고혈압의 입욕에 적합하다. 불감온도란 입욕에 의한 심박수, 혈압, 호흡 등의 신진대사에 거의 변화를 주지 않는 온도대를 말하며 인체에 진정작용을 하는 것을 말한다. 이 온도는 우리나라 사람에게는 약 36~36.5℃가 가장 적당하다. 그렇지만 우리나라 온천탕에는 이러한 불감온도대에 맞춰 탕을 만든 곳이 거의 전무한 상태로 개인 욕조 등을 이용하는 것이 좋다.

온천은 이러한 불감온도대에서 20분 이상 좀 길게 있으면 온천 안의 유효한 물질이 피부로 침투하거나 피부를 자극하게 된다. 아세틸콜린이라는 혈압 하강물질을 생성시켜 혈관을 확장해 혈압을 떨어트리는 작용을 한다. 단시간내의 입욕은 이러한 유효물질이 생성하기 어렵고, 또한 고온은 좋지 않다.

고혈압 환자의 탕치기간은 2~3주가 적당하다. 고혈압을 수반한 심장병은 4주 이상 필요하지만 심근경색이나 고도의 동맥경화증은 온천요법이 금기로 되어 있어 유념하여야 한다. 효과 있는 천질은 유황천과 탄산천으로 탄산천을 데우면 효과가 없다.

• 뇌졸중 후의 마비 증상

외출혈, 뇌경색에 의한 사지의 운동 장해는 온천의 운동욕이 인체에 무리가 가지 않고 매우 효과적이다. 단순천과 유황천, 방사능천이 좋다.

ⓒ 소화기 질환

소화기 질환의 온천요법은 서구에서 많이 이용하고 있는 음천요법(飮泉療法)을 들 수 있는데 위장이나 간담계질환(肝膽係疾患)에는 식염, 중조, 탄산 등의 성분이 많이 든 온천이 적당하며 조용히 산책하면서 온천수를 마시는 형태의 온천요법을 시행한다.

ⓓ 내분비와 대사 질환

• 당뇨병

유황니욕(硫黃泥浴)에 의한 실험결과 1일 1회 42℃ 10~15분, 주 3회로 10여 회 수행한 결과, 현저하게 혈당의 수치가 떨어지는 결과를 얻었다고 한다.

당뇨병은 식이요법과 병행해서 행하는 것이 원칙이다. 온천수를 마시는 음천요법이 주(主)고 입욕은 차선이며, 적정한 천질로는 탄산천, 토류천, 중조천, 식염천, 유황천, 산성천 등이다. 특히 이러한 성분이 혼합된 천이 당뇨병에 효과가 있다.

• 통풍

중조천은 음용하고, 단순 알카리천은 음욕과 입욕이 통풍의 온천치료에 적합하다.

ⓔ 신경계 질환

온욕은 혈류를 촉진시키고 사지의 경련을 없애고 진통, 진정작용을 함으로서 신경질환의 통증을 어느 정도 진정시킨다. 특히, 각종 신경통, 말초신경마비에 대하여 온천요법이 자주 이용되고

있으며, 중금속, 비소, 직업병에 의한 각종 중금속 중독에 대하여
는 유황천이 해독작용을 한다.

ⓕ 알레르기성 질환 및 기타 내과계 질환

온천욕은 알레르기에 대하여 예방적, 치료적 효과가 확인되었
는데 피부 알레르기에는 중조식염천과 유황천이 좋다.

서구의 에비앙 단순천이 신장결석에 효과가 있다고 해서 음용
하고 있으며, 요산염결석에는 중조함유천이 좋고, 빈혈에는 철천
이 음용에 좋다고 한다.

ⓖ 외과적 질환

• 창상

천질, pH, 이온 등으로 평가되는데 식염천이 제일 좋고, 단
순천, 중조천, 유황천 등을 들 수 있다.

• 악성 종양

어느 정도의 예방효과는 있으나 일단 발명하면 온천은 피하
는 것이 좋다.

• 만성 염증

급성부위에는 찬 냉요법이 적당함으로 온천시 악화될 수 있
지만 만성염증은 국행의 혈행을 촉진시키고 염증성산물의
흡수와 조직대사를 올리고 진통작용을 하므로 이용가치가
있다.

• 피부질환

건선에 대한 온천기후요법은 현재 제일의 적응증으로 되어

있을 정도로 효과적이며, 유황천, 산성천, 녹반천욕이 좋다. 무좀과 같은 진균증에는 유황천, 산성천, 알카리천이 좋으며, 피부병에는 만성습진이 많은데 유황천이 일반적으로 피부병천으로 알려지고 있다.

- 미용 효과가 있는 온천들

피부에 대한 자극이 적은 일반인 대상의 온천이다. 특히 알칼리성 일반 온천은 세정 효과가 있어 피부 표면이 매끈해지는 부드러운 감촉을 실감할 수 있다. 다른 온천들과 달리 유리탄산, 식염, 중조 등 단순한 성분을 조금씩 함유하고 있을 뿐이지만 여러 가지 질병의 특성과 상관없이 폭넓게 쓸 수 있는 이점이 있다. 무색 투명, 무미, 무취이며, 천질이 부드러워 몸에 자극이 적고 약하기 때문에 고령자에게 적합하다. 우리나라 온천의 대부분이 여기에 속하며, 그 중에서도 척산, 수안보, 덕산, 동래 온천 등이 유명하다.

유황온천은 여드름의 천연 치료제로 불릴 만큼 지성 피부에 효과가 좋다. 또한 피부가 딱딱하고 굳어 있는 것을 부드럽게 정돈해 주는 작용이 있다. 하지만 그만큼 피부에 대한 자극이 강해 민감한 피부에는 충분한 주의가 필요하다. 그 외에 심장병, 관절염에도 효과가 있다. 북한에 많은 것으로 알려져 있으며, 도고, 백암, 부곡 온천 등이 유명하다.

중조천은 '알칼리천'이라고도 불리며, 무색 투명으로 목욕 후에는 피부의 지방분이 제거되어 상쾌한 느낌을 준다. 그러므로 지성 피부에 특히 좋다. 피부병과 화상, 신경통, 류머티즘 등에 좋고, 특히 요산의 배설을 촉진하기 때문에 변비 및 당뇨병에 효능이 있다. 프랑스의 비쉬 온천과 우리나라의 마금산 온천, 오색 온천 등이 대표적이다.

식염천의 식염은 피부에 가벼운 자극을 주면서 온열작용을 해 각종 염증을 없앤다. 진통작용이 있으므로 습진, 신경성 피부염, 만성 두드러기, 피부 가려움증 등에 좋다. 식염천에서 목욕을 하면 염분이 피부에 붙어 땀의 증발을 막기 때문에 목욕 후에도 몸이 따뜻하게 보존되어 식염천을 흔히 열탕이라 부르기도 한다. 부산 해운대 온천, 동래 온천, 마금산 온천 등이 여기에 속한다.

(4) 온천이용시 주의사항

온천이 몸에 좋다고 하여 무작정 탕에 들어간다고 다 좋은 것은 아니다. 아무리 좋은 약이라고 해도 사용방법과 남용을 하면 도리어 몸에 해를 끼치는 것과 같이 온천도 이와 같다고 할 수 있다. 그 대표적인 질환으로 온천 중독이 일어날 수 있는데, 주로 과다한 목욕이나 음천으로 인하여 나타나는 증상이다. 증세는 피부가 가렵고 맥이 빠지고 머리가 무거우며 잠이 안 오고 몸이 화끈거린다. 게다가 식욕이 부진하고 설사, 변비 또는 구토 등으로 나타난다. 이러한 증세는 탕치를 시작하여 4~5일 후부터 나타나는 경우가 많은데 하루나 이틀이 지나면 없어지는 것이 보통이며, 온천중독이 없어진 후에는 오히려 병세가 호전되는 수도 많다. 이것은 개개인의 체질에 따라 나타나는 정도가 다르며, 온천중독 증세가 나타나면 온천욕을 중단하고 휴식을 취해야 한다. 그래도 그 증세가 지속될 때에는 의사의 지시를 받는 게 좋다.

기타 온천 이용시 일반적으로 금기사항로 되어 있는 경우는 다음과 같다.

첫째, 모든 급성질환 특히 열을 동반하는 질환, 급성폐렴, 급성기관지염, 급성중이염, 급성간염, 열기성 감기 등의 급성질환은 온천에 적합하지 않다.

둘째, 급성의 전염병 진행성의 결핵, 매독, 전염성의 것으로 타인에게 감염, 전염시키는 위험이 있는 시기의 것, 안정을 필요로 하는 증상 등도 금기로 되어 있다.

셋째, 신진대사가 높아져 쇠약을 촉진하는 것으로 악성의 암이나 육종, 백혈병 등 현재 동원 치료중인 사람과 치료중인 사람은 시기에 따라서 온천을 이용하면 도리어 역효과가 나타날 수도 있다.

넷째, 현저한 고혈압증, 동맥경화증, 중증의 당뇨병, 심장천식, 뇨독증, 발병 직후의 내출혈, 출혈 직후의 위궤양, 십이지장궤양, 기타 출혈하기 쉬운 질병, 임신초기 및 후기, 월경중에는 온천은 피하는 것이 좋다.

다섯째, 술을 마시고 온천욕을 하는 것도 피해야 한다. 술 마신 뒤에는 혈관이 확대되어 있는 상태여서 뜨거운 물에 자극을 받으면 자칫 혈관이 터져 뇌졸중 등을 일으키기 쉽다.

여섯째, 과격한 운동으로 땀을 많이 흘린 상태에서 뜨거운 온천을 하면 더욱 땀을 많이 흘리게 되므로 탈수현상으로 인하여 탈진상태로 이어지기 쉽다. 운동 뒤에는 미지근한 물로 가볍게 샤워를 하거나 잠시 몸을 담그는 것이 좋다.

일곱째, 온천의 효과적인 입욕 횟수는 하루 2~3회. 욕조에 들어가는 것은 한 번 입욕할 때마다 두 번까지이다. 그 이상으로 하는 것은 오히려 피로를 더하므로 주의해야 한다.

여덟째, 온천 성분의 효과를 오랫동안 지속하기 위해서 샤워는 되도록 하지 않는 것이 좋다. 단 온천욕을 하면 피부가 짓무르기 쉬운 사람은 강한 산성천을 이용했을 경우, 물로 살짝 씻어 내도록 한다. 또한 온천의 성분 분석표를 잘 보고 금지 증상에 해당하는지의 여부를 꼭 확인해야 안전하게 즐길 수 있다.

기타 온천욕은 매우 피곤할 때나 흥분상태에 있을 때에는 삼가야 하며 식후 1시간 이내이거나 공복으로 허기가 졌을 때, 또 반대로 식후에 바로 하는 것은 삼가하는 것이 좋다. 식후에 바로 입욕하는 것은 소화불량을 일으킬 수 있으므로 식후 충분한 휴식을 취하고 나서 입욕하도록 한다. 음주 직후의 입욕은 취기가 빨리 돌 수 있으므로 주의한다. 또한 신경이 흥분한 상태로 입욕을 하면 뇌빈혈의 원인이 되기 때문에 피하도록 한다.

제6장

전통 약목욕법 및 천연재료목욕법

최근 목욕문화가 피부미용과 건강을 생각하는 개념으로 바뀌면서 한번의 목욕에도 세심한 노력과 주의를 기울이고 있는 것이 현실이다. 근래에는 한약재 및 천연식물, 아로마 등을 이용한 건강목욕법이 선보이면서 많은 이들의 호응을 얻고 있는 실정이다.

　　목욕은 이제 더 이상 청결만을 위한 행위가 아니다. 피부가 벗겨질 정도로 때를 밀어야 되는 줄 알았던 목욕에 대한 인식이 바뀌면서 이른바 목욕도 건강을 지향하고 피부미용을 찾는 개성시대가 되었다. 이를 증명하듯 현재 운영중인 대중목욕탕과 온천탕에는 다양하게 인체에 좋다는 한약재가 쓰이고 있다. 피부미용에 좋다는 천연재를 이용한 이벤트탕과 옥, 맥반석, 숯을 이용한 사우나 도크와 원적외선 찜질방 등이 성행중이다. 게다가 각종 개인목욕을 위해 시중에 나와 있는 목욕 전문용품과 그 이용방법은 헤아릴 수 없을 정도로 많다. 소금목욕, 진흙목욕, 청주목욕, 숯목욕을 비롯해 천연식물의 재료를 이용한 제품까지 천차만별이다. 이러한 목욕법이 인기를 끌고 있는 것은 작게는 미용효과에서부터 크게는 각종 질병를 치료하고 예방하는 효험까지도 있다는 것이 알려지면서부터다.

　그러나 이러한 각종 목욕법을 막연히 시행한다고 좋은 것이 아니라 자신의 신체 상태 및 자신의 체질에 맞는 방법을 골라 입욕 시간과 물의 온도를 정확히 맞추어 시행하는 것이 필요하다. 다음에 소개되는 각종 약목욕 및 천연재료 목욕법은 우리나라에서 전통적으로 내려오던 목욕법과 천연재료를 이용한 목욕법을 정리한 내용이다.

1. 전통 약목욕법

① 종유석 목욕

　종유석의 성분은 탄산소다에 지나지 않지만 그 속에는 태고의 신비가 깃들여져 있음을 기록에서 찾을 수 있는데, 종유석 분말에 푸른 솔잎을 섞어 이를 두 겹의 배주머니 또는 홑명주 주머니에 넣고 더운 물에 데워 그 물을 목욕물과 섞어 목욕하는 것을 신

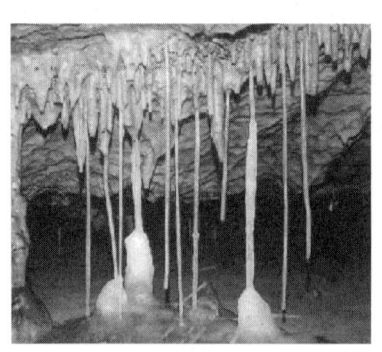

〈종유석〉

선목욕법 또는 회춘목욕법이라고 하였다. 종유석 가루 60g 내외와 불순물이 제거된 볶음 소금이나 죽염 100g 정도를 섞어 사용해도 지방제거 및 노화방지에 탁월한 효과가 있다고 한다.

종유석과 솔잎은 순수 자연산이기 때문에 동양에서는 옥과 종유석을 약 중의 약으로 평가되어 왔다.

종유석은 천연 탄산칼륨이어서 기분을 상쾌하게 하는 성분, 피부활성화 성분, 노화방지 성분이 있어서 종유석 목욕을 하게 되면 체내에 노폐물과 잔주름을 만드는 젖산, 지방산, 땀 등이 농도가 높은 욕조로 배출된다. 물이 뜨거워야 하기 때문에 노약자는 적합하지 않다. 종유석은 천연 탄산칼슘이어서 상쾌하게 하는 성분, 피부활성화 성분, 노화방지 성분이 있다고 한다.

러시아에서도 소다(중탄산나트륨)목욕법이 개발되어 장생회춘에 쓰이고 있다고 한다. 중탄산나트륨이 서로 결합해 굳어진 단백질 분자를 분리, 확산시키고, 이온 농도를 증가시킴으로써 대사작용이 항진되어 노화방지에 탁월한 효과를 본다. 소련의 독재자 스탈린도 이 목욕법을 즐겼다고 한다.

만일 종유석을 구하기가 쉽지 않을 경우, 계란의 껍질을 잘 말려서 곱게 빻아서 이용해도 좋다고 한다. 계란의 껍질은 주성분이 석회성분, 즉 칼슘성분으로 종유석과 유사한 효과를 볼 수 있기 때문이다.

② 술목욕법

우리나라 조상들은 술을 마시고 취하는 것으로 여기지 않고 건강, 부모보양, 자식 얻기 등의 목적으로 술을 정성껏 담았다고 한다. 우리나라 술은 세계에서 가장 많은 종류의 술을 가지고 있지만 잘 알려지지 않은 관계로 '임원십류지' 의약양제품조에는 장춘주, 거승주, 선령비주, 율무주, 백영등주, 우슬주, 당귀주, 창포주, 구기주, 인삼주, 복령주, 황정주, 장송주, 회양주, 해조주, 백엽주, 종지주, 죽엽주, 괴기주, 화사주, 호골주, 녹골주, 녹용주, 양갱주 등이 이미 순조 27년(1827)에 약으로 쓰는 건강주로 알려졌으며 술을 건강활동의 한 도구로서 사용하였기 때문에 지금까지도 약주라는 표현으로 사용하고 있다.

술목욕법은 약주를 가정의 욕조에 탄다. 약주의 분량은 청년과 건강한 장년은 약 한 되, 고령자는 1/2~1/4되 정도로 하고 뜨겁지 않은 따뜻한 욕탕에서 목욕을 하게 되면 신속한 온열작용으로 몸을 쉽게 덥혀 주고, 전신에 활력을 불어넣어 회춘을 시킬 뿐만 아니라 피로회복 및 스트레스 해소에 탁월한 효과가 있다. 처음 시작하게 하게 될 때는 술의 양을 적게 하여 점차 늘려 나가는 것이 필요하다. 단 허약자, 고혈압, 심장병 등의 병력이 있는 사람은 피해야 한다.

술목욕에 사용되는 주된 술은 전통술이 좋지만 현대에서 구하기가 쉽지 않기 때문에 정종이나 청주 등의 쌀로 빚은 술이 알맞다. 청주 속에 들어 있는 오리제브렌 성분은 피부에 수분을 공급하고 혈액순환을 원활히 돕는 뛰어난 피로회복제다. 이것까지도 어렵다면 소주 등의 알코올 성분이 높은 술도 지방을 분해하는 효소가 들어 있어 노폐물 제거와 스트레스 해소에 탁월한 효과가 있다. 알코올은 체내 보온효과로 혈액순환을 촉진시키고 노폐물을 제거시키는 데 탁월하다. 직장 등에서 많은 스트레스 등에 시달렸을 때 퇴근해서 우선 따뜻한 욕조(약 36~38℃)에 소주잔으로 2~3잔 정도를 넣고 손 등으로 잘 저어서 섞는다. 욕조에 들어가 5~10분 정도 입욕을 하게 되면 먼저 물 색깔이 검은색을 띠게 될 것인데, 이는 신체 내부에 노폐물이 강한 화학반응으로 배출되었기 때문이다. 샤워 후 휴식을 취하면 된다. 신체상태와 체질 및 술의 양에 따라 다소 차이를 보인다. 술욕조에 입욕 후 신체의 혈액순환과 심박수가 빨라지면서 호흡수도 증가해 강한 화학반응을 보이면 신속히 탕에서 나와 휴식을 취하고 다시 입수해 2~3회 정도 반복하여도 같은 효과를 얻을 수 있다.

③ 율무목욕

피부가 거칠거나 잘 트는 사람에게 효과적이다. 율무에는 지방산 에스텔의 코익세놀리드 및 유지방과 다당류가 풍부해 항종양작용과 보습효과가 높다.

율무는 '신농본초경(神農本草經)'에 상품(上品)으로 분류된 무독성 구황식품이며 사마귀, 여드름 등을 제거해 준다. 고름 등 농을 빼내는 진통작용도 있어 이뇨제와 건위제로도 활용된다.

율무를 딱딱한 껍질 채 48시간 불렸다가 다시 40℃쯤의 물에 불린다. 그리고 껍질 채 푹 삶아서 따뜻한 전기밥솥 보온통에 넣어 발효시킨 다음 발효된 것을 꺼내 말렸다가 가루를 내어 껍질은 버린다.

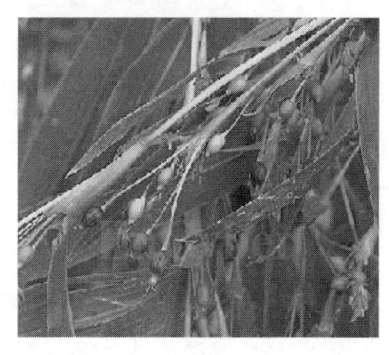

〈율무〉

발효율무를 사용할 수 있는데, 시골이나 경동시장 종자상에서 구입이 가능하다. 발효율무 가루는 민감한 피부를 지닌 여성인 경우 피부에 가루를 묻힌 후 반창고에 붙여 겨드랑이에 고정시킨 후 하룻밤을 지내서 살이 부어 오르지 않고 이상이 없을 때 율무효소 분 100g을 명주주머니에 넣어 목욕할 물에 불린다. 다 울어날 즈음에 더운 물을 욕조에 부어가면서 20~25분 몸을 담근 후 얼굴, 손, 배 등을 문지르며 씻는다. 수시로 수건으로 율무효소 물을 적셔 탕속에서 얼굴을 불린다. 기미, 여드름, 잔주름, 사마귀에 좋고 죽은 깨, 기미 또는 농부의 아내로 밭일에 얼굴이 검게 탔을 때 율무목욕, 율무 얼굴마사지를 계속하면 살결이 희어진다.

또한 율무목욕의 효과는 여성 피부관리의 고민인 각질의 제거, 노인층의 관절염, 류머티스성 질환, 근육통, 요통에 좋고 율무죽, 율무밥은 오래 먹으면 정력이 좋아진다.

율무는 항암효과가 눈에 띠는데 '코익세놀리드' 라는 물질이 있어 종양 억제작용이 있음이 밝혀졌다. 그러므로 율무목욕뿐만 아니라 율무죽, 율무밥, 율무차 등도 암억제 작용을 한다.

율무를 볶아 뜨거운 물에 타거나 볶은 것을 넣고 약수를 80℃로 달이면 율무차가 되는데 율무차를 마시면 체중 감량효과가 있으며 과식과 간식만 하지 않으면 요요현상도 없다.

천연재로서 율무는 9~10월경 열매를 채취하여 햇볕에 말려서 2~3줌을 자루에 넣어 짙게 달여서 그 즙과 자루를 욕탕에 넣어 목욕하는데 시판 율무를 차로 달여 그 즙을 이용해도 좋다.

④ 무청목욕(시래기 목욕)

피부염에 무즙을 발라주면 효과가 있다는 것은 동양 전래의 민간요법인데, 특히 무속보다는 무껍질과 무청에 포함되어 있는 비타민C가 약 2배나 된다는 것은 이미 일반적인 사실이다. 게다가 무잎에 비타민A가 특히 많고, 칼슘까지 풍부하며, 양질의 엽록소가 무잎에 많다고 한다.

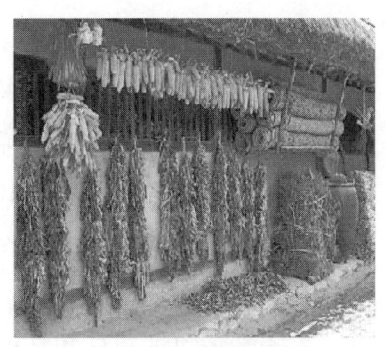
〈시레기 또는 무청〉

시래기 목욕은 몸의 활력소 겸 체온상승 역할을 하는데, 무청 속의 양질의 칼슘이 피부를 통해 체내로 흡수되므로 정신 신경안정에 큰 도움을 주고, 그 속의 비타민A는 체내에 흡수될 때 과산화지질을 억제하고 조절하는 베타카로틴 역할을 한다.

피부가 부을 때 날 순무나 순무잎을 죽염이나 소금을 약간 섞어 부기가 있는 곳에 붙이면 부기가 가라앉으며, 옛날 어린아이가 찰과상으로 벗겨지는 상처가 생기면 순무와 잎새를 태워 참기름에 개어 부쳤다고 한다. 순무는 잎이나 뿌리가 저칼로리 식품으로 칼슘과 철분이 비교적 많고 비타민A와 C도 들어 있어 활달과 소변을 잘 나오게 하는 효과가 있다.

순무는 십자화과에 속하며, 순무를 먹으면 내장의 운동을 활발하게 하고 몸과 마음을 가볍게 하며 계속해서 먹으면 살이 찌고 튼튼해질 뿐만 아니라 기침을 멈추게 만든다. 또 갈증을 없애주고 배가 냉하고 통증이 있을 때에는 뼈를 부드럽게 풀어준다고 '본초강목'에 기술하고 있다.

이러한 사실을 볼 때 무청은 매우 우수한 입욕제임을 알 수 있다. 보통 가정의 욕조라면 무나 순무잎 말린 것으로 무 3개 분량을 욕조에 미리 담가 입욕 3~4시간 전에 우려낸 후 건더기는 헝겁 주머니에 싸서 욕조 한쪽에 매단다. 그리고는 무청 우려낸 물에 뜨거운 물을 혼합하여 200리터 정도 욕조에 물을 채운다. 물의 온도는 약 38~40℃ 정도의 약간 뜨거운 것이 좋으며 3~5분 정도를 입욕한 후 1분 정도 몸을 건조시키고 다시 입욕하여 1분 정도 건조를 3~4회 정도 반복욕을 수행한다. 그런 다음 몸이 식지 않도록 잘 보온을 한다. 무청 약목욕을 하면 몸의 때가 녹아 나오면서 물이 거무스름하게 변하며 피부의 각질, 노폐물 등이 신기할 정도로 잘 제거된다. 여성에게 많은 냉증에도 매우 뛰어난 효과가 있으며 피부병, 루머티즘, 당뇨병, 뇌졸중에도 매우 좋다.

무청목욕은 무의 기(氣)가 왕성한 10월에서 다음해 4월 사이가 좋다.

무청 달인 물에 죽염 50g 정도를 풀거나 곱게 빻은 계란 껍질을 함께 섞어 쓰면 효과가 더욱 좋다.

⑤ 소금목욕

최근 유행하고 있는 죽염이나 소금목욕은 삼투압 효과로 피부 노폐물을 제거하고 미네랄 성분이 피부를 부드럽게 해준다고 하여 신경통, 관절염인 사람에게 좋고 살균효과가 있어 알레르기성 피부염 등에 좋다고 전해지고 있다.

옛날에는 죽염이 널리 사용되지 않았고 일반 백성이나 궁중에서 굵은 소금을 빻아서 이용한 호렴을 사용했다. 호렴은 바닷물 성분이 그대로 보존된 생명수와 같은 것으로, 태아 양수의 성분이 바닷물 성분과 거의 같고 바닷물을 졸인 것이 호렴으로 순 자연산 해수농축액인 것이라 생각된다.

소금이 각종 질병에 이용되는 것은 인간의 체액은 바닷물과 같은 성분이기 때문이다. 목욕에는 바닷물 그대로 가공해서 만든 소금이 좋으므로 소금목욕보다는 해수목욕이 효과가 더욱 탁월하다. 특히 해수는 나트륨 이외에 마그네슘, 칼슘, 아연, 요오드, 망간, 칼륨 등 인간의 몸에 필요하지만 먹거리로 보충되기 힘든 미량원소가 많이 들어 있다.

소금요법으로는 마사지 요법과 목욕요법이 있는데, 소금세수, 소금 머리감기, 머리카락 마사지를 계속하면 대머리에 조금씩 머리가 나온다는 말도 전해지고 있다. 복부를 굵은 소금 주머니를 양손에 각각 쥐고 허리 아랫배를 골고루 문지르거나, 살을 꼬집어 내거나, 또는 배에서 허벅지, 종아리 이런 순서로 마사지하기를 5~7분 정도 2개월간 매일 계속하면 4Kg의 체중 감량효과를 본다. 소금이나 죽염 100g을 풀어 저은 목욕물로 10~15분 입욕하면 위장병, 류머티스, 부인병을 다스리며 예로부터 폐병 등이 걸리면 바닷가에 요양을 보내는 데 이것은 소금의 가느다란 입자가 해수와 함께 증발하면 이것을 마시는 원리를 이용한 것이다.

소금목욕의 물의 온도는 체온보다 2~3℃ 높은 불감온도로 하며

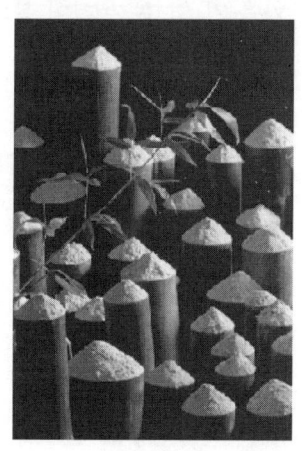

〈죽염〉

손으로 한 줌(약 30g)의 소금(천일염 또는 죽염, 볶음소금)을 넣고 잘 혼합시켜서 목욕을 하는데 미지근한 탕에서 천천히 느긋한 마음으로 3~5분 정도 담근 후 밖으로 나와 2~3분 정도 몸을 건조시킨 후 다시 탕으로 들어가기를 2~3회 정도 하는 것이 요령이다.

특히, 무릎이나 팔꿈치, 어깨, 허리 등의 국소적인 통증이나 신경통, 류머티즘, 아토피성 피부염 등이 있는 사람은 한번 탕에 입수하고 나와서 몸을 건조시킬 때 소금 한 줌을 가볍게 문질러 준 후 입욕하면 더욱 효과가 높다.

⑥ 쑥목욕

쑥목욕은 대표적인 우리나라 고유의 약목욕으로 쑥은 강화도 마니산록에서 4, 5월에 뜯는 약쑥을 제일로 쳐주며, 이 시기인 4월에서 9월 사이에 목욕을 하면 매우 뛰어난 효과가 있기 때문에 가을 기(氣)는 무청이 봄의 기는 약쑥에 모인다라는 말이 있다.

우리나라 전통적 건강식으로 인삼, 쑥, 마늘을 들 수 있는데, 그 중에서도 쑥은 뜸에도 사용하고 한증탕에서도 사용하며 사우나에도 사용할 정도로 쑥의 향만으로도 기분을 상쾌하게 하는 독특한 성질이 있다.

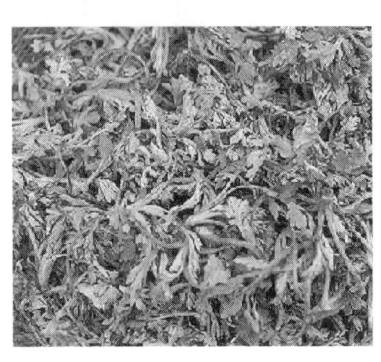
〈쑥〉

쑥을 뜯어 바람이 잘 통하는 음지에서 말려 바삭바

삭하게 된 것을 종이 봉투에 습기차지 않게 보관해 두고 필요할 때마다 한번에 말린 것 50g 정도를 약한 불에 물이 반되쯤 되게 넣고 달인다. 물이 반쯤 졸아들 때까지 달인 후 욕조 더운 물에 부어 섞어 놓고 20분 정도 몸을 담근다. 쑥탕이 되어 쑥목욕을 약 1개월 계속하면 피부 주름도 펴지고 고와진다고 한다.

쑥은 지혈, 요통, 불면증 등에 좋을 뿐만 아니라 사람 몸 깊숙이 스며들어 대사의 찌꺼기를 완전하게 배출 정화시켜 준다. 즉 체내의 노폐물을 체외로 배출하는 해독작용이 매우 월등하여 성인병 예방과 병을 이기는 체질로 우리 몸을 면역성 높은 체질로 가꾸어 줄 수 있어 뜸이나 침에 쑥이 이용되는 것이다.

또한 쑥은 소금과 같이 지방 분해력이 있기 때문에 비만해소에도 크게 도움이 된다. 냉증이나 저혈압인 사람도 쑥목욕을 권할 만하고 알레르기성 피부염같이 가려운 데도 권장하고 있다.

⑦ 구기자 목욕

구기자는 열을 제거시켜 주고 눈을 밝게 해주며 몸을 가볍게 한다. 조선조에는 민간에도 이 구기자탕을 즐겼다는 것과 헌종은 주색을 탐했기 때문에 몸이 많이 피로했기에 피로한 몸을 해소하고 가꾸기 위하여 구기자 목욕을 자주 했다는 기록이 있을 만큼 구기자탕은 불로장

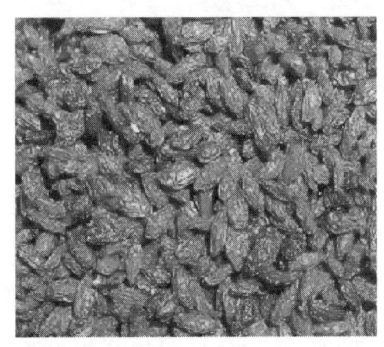

〈구기자〉

생의 목욕법으로 그 효능이 잘 알려져 있다.

구기자는 명칭도 다양하여 봄에는 구기자 나뭇잎을 채취하여 '천정초(天精草)'라 하며, 여름에는 꽃을 따서 '장생화(長生花)'라 부르고, 가을에는 열매를 '구기자'라 말하고, 겨울에는 뿌리를 캐내어 '지골피(地骨皮)'라고 한다.

구기자를 햇볕의 정기 및 달의 정기 등 자연의 기를 받도록 49일간 말려서 구기자를 가루로 내 꿀에 개어 환을 콩만하게 만들어 매일 아침저녁으로 각 3환씩을 먹고 목욕을 할 때마다 30환 정도를 더운 탕물에 풀어서 목욕을 하면 불로장생의 방편이라고 한다.

'보생록'에 보면 모든 병에 걸리지 않는 예방대책으로 구기자 잎을 삶아 매월 한번씩 20분씩 1일 2회 목욕하면 피부에 광택이 나고 백병에 걸리지 않는다고 기록되어 있다.

구기자 목욕 후 구기자 가루와 쌀가루, 꿀을 넣어 쑨 구기자죽은 목욕 후의 보신제로 매우 아끼는 별식이다. 특히 당뇨 및 전신마비 등에 예방 및 치료효과가 있어 구기자는 가정에 상비약으로 보관하기도 했다.

⑧ 창포목욕

단오절에 창포물로 머리를 감는 것은 세시풍속인데 창포는 궁중에서 차를 달여 마시거나 전신목욕을 하였다.

석창포는 흔히 물가에서 자란다. 잎은 칼 모양을 하고 있으며 뭉쳐서 자라는 데 여름철에는 황록색의 잔꽃이 막대 모양으로 꽃줄기 끝에 피며, 창포의 뿌리줄기는 한방에서 건위약으로 쓰여진다. 한치에 아홉 마디가 있는 것을 양품으로 치고 있으며 뿌리줄기에는 β아잘론, 카리오피렌, 세스키델펜 등의 정유성분이 함유되어 있어서 진통, 진정 등의 작용을 한다. 목욕을 할 경

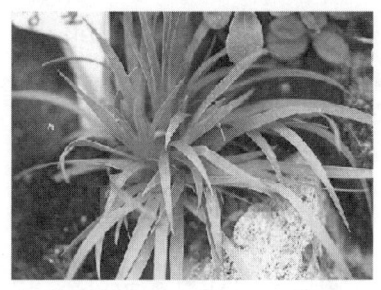

〈창포〉

우 루머티즘, 신경통, 요통, 관절통, 통풍 등의 통증이 진정될 뿐만 아니라 스트레스 해소, 불면증 등에도 효과가 있다.

중국 양생의 고전 '식경(食經)'에는 아홉 마디가 있는 창포를 찾아 온도와 습도가 일정한 방안에서 백일 동안 말려 가루로 빻아 하루에 세번씩 오랫동안 먹으면 눈과 귀가 밝아지고 수명도 연장된다고 기록되어 있다.

아홉 마디 석창포 2~3포기에 물 한 되를 넣고 반쯤 줄 때까지 달여 목욕물에 썩어 15~20분 몸을 담근다.

조선조 대갓집에서는 가을에 첫번 추수한 쌀 1말씩 동네 빈한 농가에 나누어주고 다시 쌀 1말로 약주를 담가 겨울을 땅속에서 나게 했다. 다음해 3월 해동하면 다시 위에 뜬 정제된 약주를 땅속에 묻었다가 단오절에 창포 줄기, 잎 등을 뿌리째 뽑아다가 정제된 약주에 마른 창포 12포기를 100일간 넣고 밀봉해 두었다고 한다. 그것을 꺼내 창포술로 반주하고, 창포술 반되씩 매일 나무통에 더운 물을 퍼담고 섞은 후 몸을 창포술 목욕물에 20분씩 담그고 또 두었다가 계속 3~4일 사용하고 나면 60이 넘은 나이에 기억력이 되살아나고 귀가 밝아지며 걸음걸이가 빨라진다고 했다.

일반 가정에서는 냇가의 창포로 단오날 머리를 감았다. 석창포는 정승 대가집에서 석창포를 술로 만들어 목욕하는 것을 큰 행사로 여겼다.

⑨ 숯목욕

최근 화제를 모으고 있는 건강 보조재로서 새롭게 부각하고 있는 재료가 숯으로 숯목욕은 숯이 가지고 있는 강한 흡착력을 응용한 목욕법이다. 숯이 인체에 유해한 발암물질, 박테리아 등을 집중적으로 흡착하여 특히 관절염이나 장염에 효과적이다.

욕조에 더운 물을 붓고 이 물에 숯가루를 20g 정도를 넣거나 참숯조각을 5~10분간 주머니에 넣어 담가두면 물이 점점 검어진다. 몸을 머리만 남긴 채 전신을 욕조에 20~30분간 담근다. 이렇게 하면 신체의 온열작용에 의해 모공이 확대되면서 노폐물과 함께

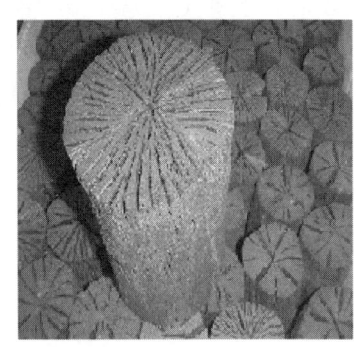

〈참숯〉

땀이 배출된다. 이때 숯에 의해 각종 노폐물이 강한 흡착력을 발휘하여 빠르게 배출되면서 피부를 부드럽게 만들어 준다.

물이 식었을 때에는 이 물로 좌욕을 하면 치질에도 효과적이다.

2. 천연재료 목욕법

① 레몬목욕

레몬나무에는 여러 종류가 있는데 유레카, 리브본, 베르나, 페미네로오바레종 등 많은 품종이 있는데 그 어느 것에서도 구연산과 비타민C, 리모넨, 피넨 등의 정유성분이 다량 함유되어 있어서 인체의 혈행촉진, 피부의 활성화, 체취제거 작용이 뛰어나다.

목욕을 하면 피부가 매끄러운 윤기가 나며 검버섯, 죽은깨를 예방하는 동시에 겨드랑이에서 나는 액취증을 없애 주며 감기예방, 냉증, 숙취, 스트레스 해소 등에도 효과가 있다.

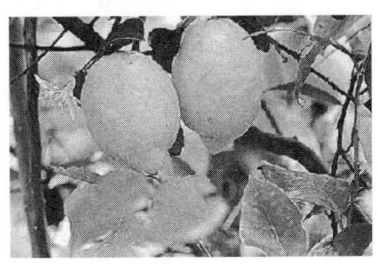

〈레몬〉

레몬 3~4개를 10등분 정도로 썰어 뜨거운 욕조에 띄어 넣어 목욕을 하거나 레몬즙을 넣고 탕 속에 3~5분 정도 있다가 나와서 2~3분 건조 식힌 후 다시 들어가는 것을 2~3회 반복한다. 요리 등에 사용하고 남은 나머지나 껍질을 자루에 넣어 욕조에 담그고 목욕하는 것도 좋다. 이렇게 목욕을 하면 피부가 부드럽고 탄력있게 해준다. 특히 즙을 내고 남은 조각으로 피부를 문지르며 마사지하면 더욱 효과가 크다.

② 장미목욕

장미는 한방에서 열매를 건조시킨 것을 영실이라고 부르며 생

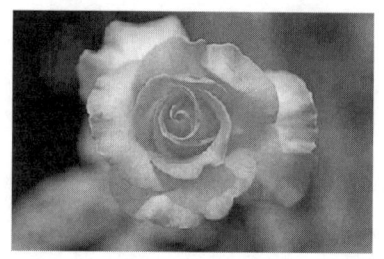
〈장미〉

약으로 사용, 종기, 부스럼, 설사, 이뇨 등의 약재로 쓰이고 있으며, 장미 꽃잎에는 비타민C, 타닌, 구연산 등이 함유되어 있어서 수축작용과 냉각작용이 뛰어나 유럽에서는 화장수의 원료로 쓰거나 상처, 화상 등에 사용되고 있다. 목욕을 하면 피부염증을 억제해 줄 뿐만 아니라 피부세포의 활력을 증진시켜 젊고 아름다운 피부를 만들어 주는데 이집트의 여왕 클레오파트라도 우유목욕과 함께 장미목욕을 즐겼다고 한다.

마른 장미, 생화 모두 가능한데 욕탕제로는 되도록 방향성이 강한 것이 좋으며 방향성은 약하더라도 정원에 핀 장미 꽃잎을 욕탕에 띄워서 목욕하면 된다.

뜨겁게 데운 욕조물에 장미 꽃잎을 낱개로 뜯어 넣거나 한 움쿰집어 15분 정도 끓여 그 물을 욕조물에 섞어 사용한다. 되도록 꽃잎의 양을 많이 첨가하는 것이 좋다. 혈액순환에 효과적이며 무독성이기 때문에 여드름, 노화, 민감성 피부에 적정하다. 목욕시 은은한 장미 꽃잎이 몸을 덮어서 둥둥 떠 있는 모습과 장미향이 배어 나와 목욕의 색다른 느낌을 경험할 수 있다.

③ 알로에탕

알로에는 아프리카 희망봉이 원산이며 가정에서는 관상용으로 가꾸고 있는 것으로 고대 이집트에서는 잎의 액즙을 농축하여 건위제로, 중국에서는 노회라고 하여 건위제로 사용했다. 알로에에는 바르바로인, 알로에 에모징, 알로에닌 등이 함유되어 있어 살균, 소염작용이 있으며 특히 화상, 찰과상, 동상, 습진, 옻 등의 피부염에 뛰어난

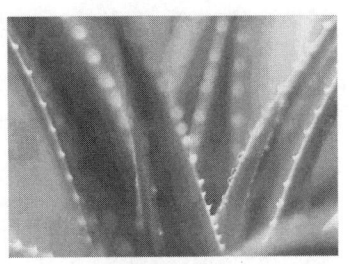

〈알로에〉

효과를 나타낸다. 목욕하면 보습작용에 의해 윤기 있는 피부를 만들어 낸다. 극히 적은 양으로도 전신건강과 미용에 대단히 큰 효과를 체험할 수 있으며, 습진, 무좀, 부인과의 질환이나 치질, 수족냉증에 좋은 아로인, 아로에메모딘 등 330여 가지에 이르는 우수한 유효성분이 가득한 신비의 약초탕이다.

잎사귀 2~3장을 뜯어 물에 씻은 다음 잎의 가장자리에 붙어 있는 가시를 제거한 후 강판에 갈아서 가제나 헝겊주머니에 넣어 뜨거운 욕조 속에 담궈 두었다가 그 물에 목욕한다.

④ 박하목욕

박하잎이나 줄기를 뜯으면 독특한 향기를 발산하는데 방향성 정유분의 멘톨을 많이 함유하였기 때문으로 박하에는 이소멘튼, 멘튼, 피넨, 리모넨 등의 정유성분이 있어서 진통, 살균, 해열, 발한 등의 작용을 한다. 그러므로 이 탕에서 목욕을 하면 기침이나 가래, 목의 통증이나 염증, 발열, 두통, 냉증, 정신불안, 피로회복 등에 좋은 효과를 얻을 수 있다.

꽃이 필 때 꽃이 붙은 줄기째 채취하여 몇 개를 다발로 묶어 그

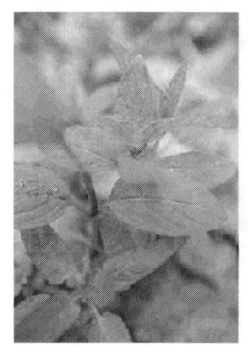

〈박하〉

대로 욕조에 넣어 목욕하거나 꽃이 필 때 전초를 채취하여 건조시킨 것을 자루에 넣어 사용해도 좋다. 채취가 어려울 경우에는 잘게 썬 박하를 구입해 찬물에 씻은 후 거즈나 면주머니에 싸서 욕조에 넣어 사용하거나 자루에 넣어서 냄비에 15~20분 정도 끓인 다음 그 물과 자루를 욕탕에 넣고 목욕한다.

모공이 큰 피부와 탄력이 적은 피부에 좋다. 또한 모공을 청결히 하고 수렴작용이 뛰어나 앞가슴 부위나 등에 여드름이 나는 사람이 하면 효과를 볼 수 있다. 멘틀이라는 박하에 함유된 성분이 가려움증과 염증을 치료해 주며 나른한 몸에 활기를 찾아준다.

⑤ 인삼목욕

인삼은 누구나 알고 있는 것처럼 사포닌 및 파나센, 폴리아세틸렌, 니코틴산 등이 함유되어 있어서 세포의 활성화, 강정, 정신안정, 신진대사 촉진 등의 작용이 뛰어나 이 탕에 목욕을 하면 피부의 청정, 염증의 제거, 노화의 방지, 투명한 피부 만들기에 효과가 크며 스트레스 해소, 불면증, 피로회복 등에도 상

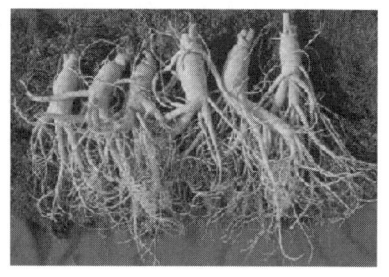

〈인삼〉

당한 효능을 볼 수 있다. 몸의 활력을 높여주고 체온상승을 유지시켜 주는 인삼은 피부를 젊고 건강하게 한다.

잘 건조시킨 인삼잎과 잔뿌리 한 움큼을 자루에 넣어 뜨거운 물에 불려서 사용하거나 15분간 끓인 후 그 물과 자루를 욕탕에 넣고 목욕한다.

⑥ 다시마 목욕

갈조류 다시마과 다시마속 해조의 총칭으로서 일반적으로 한랭수역에서 생육하기 때문에 생다미사는 구하기 어려우므로 욕용으로 건조한 다시마를 이용한다. 미네랄과 비타민이 풍부한 미역, 다시마는 아토피성 피부병 등 알레르기성 피부를 진정시키는 효과가 탁월하다. 다시마와 미역은 소금기가 없도록 물에 여러 번 씻은 다음 잘게 썰어 면주머니에 싸 뜨거운 욕조 속에 담가 두거나 물 2~3리터 정도에 달여서 건더기는 자루에 넣고 달인 즙은 탕 물 속에 혼합하여 목욕을 한다. 물이 우러나오면 20분 정도 물 속에 몸을 담근다. 미역은 지성, 알레르기성 피부에 좋으며 가려움이 심할 때 미역으로 목욕하면 좋다. 탕속에서 다시마를 넣은 자루로 피부를 문질러 주면 더욱 좋다.

⑦ 우유 목욕

클레오파트라가 애용하였다는 목욕법이 바로 우유 목욕이다. 물에 오래 담그거나 일반적인 목욕을 자주 하면 피부가 건조해지지만 우유 목욕은 건조하고 튼 피부, 민감한 피부, 일광화상을 입어 화끈거리는 피부, 주부 습진으로 살이 갈라지고 부은 피부를

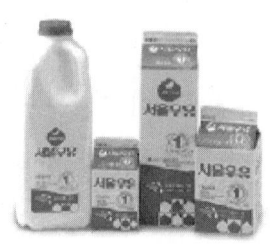

〈우유〉

진정시키고 부드럽게 해주며 수분과 영양을 주는 작용이 있다.

　욕조에 40℃ 정도의 뜨거운 물을 반쯤 채우고 약 1리터의 우유를 넣은 다음 몸을 담근다. 욕조 속에서 스펀지로 마사지하면 더욱 효과적이다. 비누를 사용하지 않고 미지근한 물로 헹궈 준다. 직접 발라도 된다.

⑧ 허브 목욕

　허브는 서양의 약초로 이 허브를 사용해서 목욕하는 것을 허벌 바스라 부른다. 통상의 허벌 바스에서 약제로 이용되는 허브는 방향성이 높아 정신적인 이완, 스트레스 해소에 도움이 된다. 너무 효능에 구애받지 말고 자유롭게 즐기도록 한다. 생 허브의 경우에는 뜨거운 탕에 그대로 넣거나 자루에 넣어 욕조에 담궈 목욕한다. 건조시킨 경우에는 다른 용기에 자루

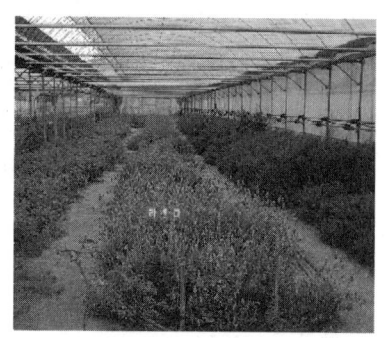

〈허브〉

를 넣고 끓인 물을 부어 20~30분 담궈서 자루와 액을 욕탕에 넣거나 냄비 등에 달여서 그 즙과 자루를 탕에 넣는다.

⑨ 식초 목욕

혈액순환을 좋게 하는 식초 목욕은 저혈압이나 냉증에 좋다. 건조한 피부를 부드럽게 해주고 신체를 이완시켜 주므로 피로회복에 뛰어나다. 잠자기 전 식초 목욕을 하면 잠을 푹 잘 수 있다.

욕조에 물을 절반 가량 채운 후 식초를 한 컵 섞어 목욕을 한다. 머리를 헹굴 때 대야에 식초 1방울을 떨어뜨리면 비듬 방지에도 좋다.

⑩ 맥반석목욕

일종의 복사열을 내는 물체로 피부 깊숙이 침투해 미세혈관을 확장하고 신진대사를 촉진시켜 노화방지와 피부회복에 좋다. 인체 내 비활성 세포를 활성화해 면역력 등을 강하게 하고 유해 중금속을 땀으로 배설해 준다.

⑪ 갈색 깻잎 목욕

고혈압에 효과가 있는 목욕으로 갈색 깻잎과 그 꽃을 삶은 물을 목욕탕에 넣는다.

⑫ 천궁목욕

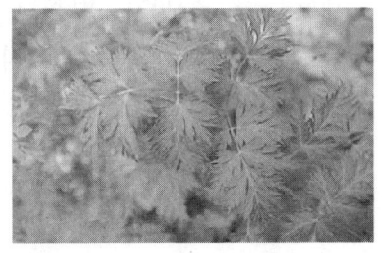

향기가 좋은 천궁은 몸을 따뜻하게 하고 혈맥을 좋게 해줌으로서 냉한체질, 신경통, 타박상, 삔 데에 좋다.

〈천궁〉

⑬ 영지목욕

혈액순환과 소화기능을 도와주는 영
지는 피부를 촉촉하게 해주고 냉한 체
질을 따뜻하게 보호해 준다.

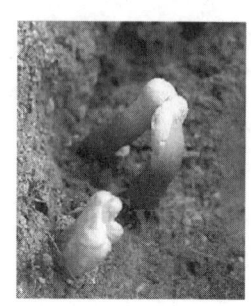

〈영지버섯〉

⑭ 계피목욕

계피는 혈행을 원활하게 하고 냉증에
도 효험이 있어 몸을 따뜻하게 보호해
준다

⑮ 사과탕

사과에 함유된 각종 비타민A, B군,
C와 동화되기 쉬운 당류, 칼슘, 마그네
슘, 철 등의 미네랄이 탕속에 풍부하게

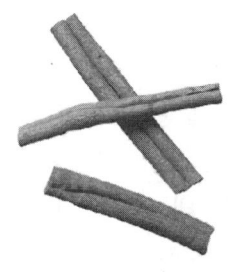

〈계피〉

용해되어 피부미용과 신진대사를 활발하게 해주는 미용탕이다.

⑯ 쟈스민탕

피부미용과 다이어트에 매우 좋으며
미네랄공급, 노화방지, 혈압강하, 해독작
용과 발암물질의 활동을 억제시키는 데
효과가 있어 남녀노소 모두에게 좋은 건
강탕이다.

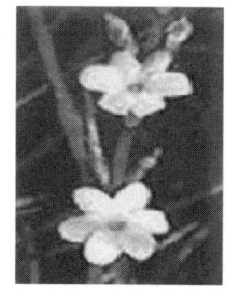

〈쟈스민〉

3. 증상에 따른 테마목욕법

① 초기 감기에 좋은 파와 생강 목욕

파와 생강은 몸을 따뜻하게 해주고, 땀을 내게 하는 작용 및 스태미나 강화 작용이 있다. 초기 감기 기운이 있을 때 파와 생강으로 목욕을 하면 효과만점이다. 생강에는 매운 성분인 징게롤을 비롯하여 징기베롤, 시트럴, 칸펜, 리나롤, 보르네올 등의 정유성분이 함유되어 있어서 혈액순환을 촉진시키거나 신진대사 기능을 개선시켜 주는 작용을 한다. 그래서 한방에서는 예로부터 감기나 건위, 해독, 구토를 진정시키는 약재로 사용하고 있다.

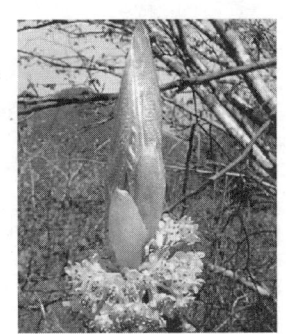

〈생강〉

파의 밑부분 60g과 생강 10g을 함께 넣고 찧어 물에 넣거나 혹은 파와 생강을 잘게 썰어 주머니에 넣고 욕조에 띄운 후 목욕한다. 파와 생강을 갈아서 짠 즙을 물에 넣어 목욕하면 그 효과가 더 커진다.

② 해열 작용이 있는 귤껍질 목욕

비타민C가 감기에 좋다는 것은 상식. 그렇다면 귤껍질은 어떨까. 귤껍질은 소화를 도와주고 위장을 튼튼하게 하는 작용을 한다. 특히 해열작용이 있어 감기에 효과가 있다. 귤껍질에는 리모넨이라는 정유(精油)성분이 많이 함유되어 있어서 혈행 촉진, 보

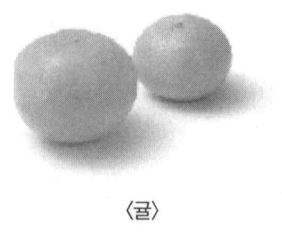

〈귤〉

온 등의 작용을 해준다. 목욕을 하면 몸 중심부부터 따뜻해지기 시작하여 신경통, 요통, 루머티즘, 어깨 결림 등에도 효과가 있을 뿐만 아니라 구연산과 비타민C 성분에 의해 보다 투명한 피부를 만들어 준다.

약 20개 분량의 귤껍질을 가제나 헝겊주머니에 넣어 욕조에 담그고 목욕을 하거나 귤껍질과 생강을 1:1로 하여 끓인 것을 욕조에 타거나 건조시킨 것을 주머니에 담아 39~40℃ 정도의 욕조에 담그고 목욕한다. 껍질을 말릴 때는 반드시 깨끗이 씻어 잔류 농약을 없애도록 한다.

③ 어깨가 결릴 때는 솔잎 목욕

어깨가 결리는 견비통엔 솔잎 목욕이 좋다. 솔잎에는 다량의 엽록소, 인체에 꼭 필요한 필수 아미노산, 피넨, 디펜덴, 리모넨, 칸펜, 보르네올 등의 담즙 분비 촉진 성분인 정유를 비롯해 지용성

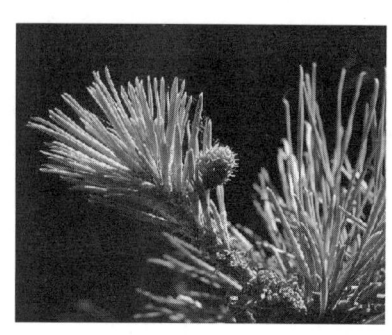

〈솔잎〉

비타민A 등이 함유되어 있으며 요통, 근육통, 어혈로 인한 통증, 신경통, 타박상 등에 효과적이다. 솔잎을 천에 싼 다음 뜨겁게 하여 아픈 뼈마디에 하루 두 번 정도 갈아붙인다. 이러한 방법으로 며칠간

계속하면 통증이 가라앉는다.

1회 분량으로 약 200g의 솔잎을 냄비에 넣고 15~20분 가량 끓인 후, 그것을 건져내 수건으로 짠 다음 그 솔잎물을 욕수와 섞어 목욕한다.

연한 솔잎 다섯 말을 잘게 썰어 소주 다섯 말에 담가 양지 바른 곳이나 따뜻한 방 아랫목에 두 달 정도 두면 솔잎주가 되는데 이 솔잎주를 욕조에 반 되 정도 풀어 목욕을 해도 좋다. 솔잎 성분 중 피넨, 켐빈 등이 우리 몸의 순환활동을 원활하게 돕는 작용을 한다. 따라서 고혈압이나 심장병 환자들이 이용하면 뇌졸중을 예방하는 데도 도움이 된다.

④ 부기까지 빼주는 소금 목욕

해수에는 염분을 포함해서 각종 무기성분이 들어 있는데 해수 목욕을 하면 신경통이나 관절염, 근육의 통증에서부터 아토피성 피부염까지 널리 효과를 볼 수 있다. 이 해수 목욕의 원리를 이용한 것이 바로 소금 목욕. 또한 소금의 삼투압 효과로 수분을 몸밖으로 빼내 부기를 완화시키는 데 효과적이다. 38~40℃ 정도의 온도의 물에 천일염 한 줌(30g 정도)을 넣고 잘 혼합시켜 30분 정도 천천히 입욕한 후 미지근한 맹물로 헹궈 낸다.

⑤ 만성 류머티스성 관절염에 좋은 겨자 목욕

겨자는 혈관을 이완시켜 혈액순환을 좋게 하고, 통증을 완화하는 작용이 있다. 겨자분말 100g을 헝겊에 싸서 욕조물에 우려낸 뒤 가슴 아랫부분만 입욕한다. 환부가 벌겋고 후끈후끈해질 때까

지 하면 효과가 있다. 단 목욕할 때 겨자
물이 얼굴에 튀지 않도록 주의하고 목욕
이 끝나면 충분한 수면과 휴식을 취하도
록 한다.

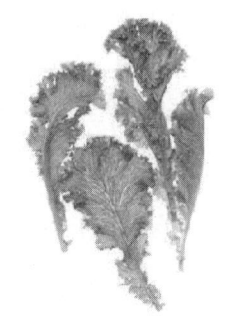

<겨자>

⑥ 여드름과 아토피성 피부병에 좋은 녹
차 목욕

녹차잎은 각성 작용이 있어 잠을 깨게
해주며 체내 수분대사를 촉진시켜 소변을 순조롭게 해준다. 이외
에도 구취를 없애주고 염증을 가라앉히는 작용을 하기 때문에 여
드름과 같은 피부 질환에 좋고, 아토피성 피부염에도 좋은 효과
를 보인다. 녹차잎을 망에 넣고 우려내거나 먹고 남은 티백을
5~6개 모아 욕조에 넣고 5분 정도 지난 후에 목욕한다.

녹차로 팩을 하면 피부가 투명해지는 데 녹차 팩은 취침 전에
하는 것이 가장 좋다. 먼저 화장을 지우고 반 컵 정도의 녹차를
세면대에 부어 물을 얼굴에 끼얹으며 가볍게 패팅한다. 녹차 티
백을 우린 물을 그대로 써
도 같은 효과를 볼 수 있
다. 트러블이 있는 피부에
는 부분적으로 팩을 한다.
뜨거운 물에 우려낸 녹차
를 거즈에 듬뿍 묻혀 깨끗
하게 클렌징한 얼굴에 올
려 20분간 둔다.

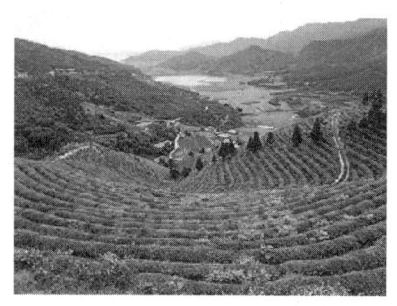

<녹차밭>

평소에 녹차를 마시고 남은 티백은 버리지 말고 랩이나 비닐 팩에 싸서 냉장고에 보관해 둔다. 목욕을 할 때 모아둔 티백을 우려 목욕물로 쓰면 피부가 부드러워지고 노폐물이 잘 빠지며 몸의 냄새도 제거되는 효과를 볼 수 있다. 아침에 일어나서 눈이 부었을 때 차갑게 해둔 녹차 티백을 눈두덩이 위에 올려두면 눈의 부기를 가라앉힐 수 있다.

⑦ 몸을 따뜻하게 해주는 익모초, 쑥목욕

익모초와 쑥은 성질이 따뜻해 예로부터 부인성 질환에 효과가 있어 민간요법으로 널리 사용되어왔다. 생리불순이나 냉대하 등 여성질환과 가려움증에 도움이 된다. 그늘에서 말린 약쑥(한약방이나 약재시장에서 살 수 있다) 500~600g을 끓는 물에 살짝 데쳐낸 후 다시 물을 붓고 달인다. 이 물을 욕조에 풀어 입욕한다. 이 방법이 번거롭다면 마른 쑥을 직접 자루에 넣어 욕조에 담가도 좋다. 익모초와 쑥을 동량으로 달인 물을 사용해도 좋다.

국화와 쑥을 함께 사용하면 그 효과가 배가 된다. 국화와 쑥을 같이 사용하면 부인병뿐만 아니라 혈액순환, 두통, 변비, 장염, 불면 퇴치에 좋다. 야생 들국화잎 네 근, 쑥잎 네 근을 한데 담가 우러나오면 물에 탄후 목욕한다.

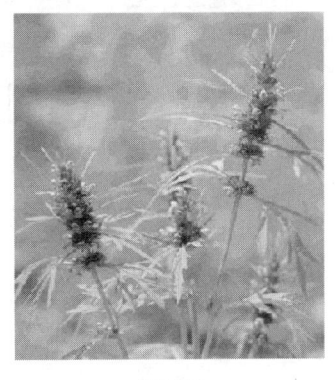

〈익모초〉

⑧ 부인병에 효험있는 마늘목욕

마늘은 땅속에 둥근 비늘줄기를
가지고 있으며 잎은 긴 선형인데다
가 여름에 잎 사이로부터 높이
60~100cm의 속이 빈 원주형의 꽃
줄기가 솟아 나와 그 끝에 담자석의
두상화가 핀다.

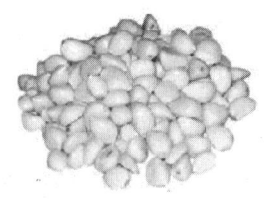

〈마늘〉

마늘은 옛부터 강장제로 쓰여져 왔으며 잎, 꽃줄기, 비늘줄기에
독특한 냄새가 있어 양념과 반찬으로 사용되어 왔다. 마늘에는
알리신이라는 물질이 함유되어 있는데 이 알리신은 비타민 B1의
체내 흡수를 도와주며 비타민 B1의 활동을 증강시켜 주는 작용
을 한다. 때문에 강정, 건위, 정장, 해독, 피로회복 등의 목적을
위해 식용이나 약용으로 쓰여지고 있으며, 스콜지닌, 겔라니올,
리나올 등이 함유되어 있어서 목욕을 하면 냉증, 감기, 세균성 질
염이나 무좀, 음부 습진에 탁월한 효과가 있다.

일단 껍질을 깐 마늘 4~5알을 전자레인지에 약간 찐 다음 이
것을 자루에 넣어 뜨거운 욕조물에 넣어 두었다가 목욕을 한다.
전자레인지에 살짝 찌개 되면 마늘에 들어 있던 수분이 밖으로
나오게 되고 수분에 포함된 각종 정유성분이 보다 많이 발생하게
되어 더욱 좋은 효과를 얻을 수 있기 때문이다.

4. 가정에서 할 수 있는 간단한 목적 목욕법

① 몸에 누적된 피곤을 풀고 싶을 때

우선 욕조에 따뜻한 물을 담그고 사해에서 만들어진 향기가 가득한 소금을 물에 푼다. 그리고 몸을 푹 담그고 허브향으로 만들어진 물베개에 머리와 목을 대고 편안하게 10분에서 20분 정도 휴식을 취한다. 천천히 피곤이 가시면서 피부는 긴장을 풀고 이완된 상태가 된다. 따뜻한 물은 피부 표면의 온도를 상승시켜 혈색이 빨개지고 혈액순환이 활발해지면서 충분하게 피부에 영양이 공급되어 노폐물이 제거된다.

② 피부의 긴장을 이완시키고 싶을 때

좋아하는 향이 함유된 거품목욕제를 바다에서 자란 해면(화학성분으로 만들어진 스펀지보다 부드럽고 피부에 자극을 주지 않음)에 뿌린 다음 거품을 많이 나게 한 다음 온몸을 가볍게 마사지하듯 문지른다. 목욕 후 바디로션으로 적극적인 마사지를 통해 피부를 완전히 이완시키고 혈액을 순환시켜 준다. 그런 다음 바디 오일로 피부에 영양분을 충분히 공급하면 좋다.

③ 거품 목욕을 즐기며 부드럽고 향긋한 피부를 만들고 싶을 때

욕조에 따뜻한 물을 나오게 한 다음 거품 목욕제를 풀면서 휘저어 거품이 풍부해지도록 나게 한다. 피곤을 푸는 시원한 느낌을 갖고 싶으면 키위나 오션 미스트 혹은 라벤더 향을, 달콤한 느낌과 함께 피부에 영양을 주고 싶으면 바닐라나 망고 혹은 오렌지

향을, 아니면 자기가 좋아하는 향을 선택해서 사용하면 더욱 목욕이 즐겁다. 마사지를 통하여 혈액을 순환시키고 피부를 부드럽게 하고 싶을 때 목욕 후 마사지 오일 또는 마사지 전용 로션으로 몸 구석구석을 마사지해 준다. 바디오일 전에 바디로션으로 적극적인 마사지를 통해 피부를 완전히 이완시키고 혈액을 순환시키면서 피부에 영양분을 충분히 공급하여도 좋다.

④ 얇은 막을 형성하여 피부를 보호하고 싶거나 피부에 주름이 생기는 걸 방지하고 싶을 때

미스트(Mist)를 몸에 뿌린다. 미스트가 갖고 있는 향과 더불어 충분한 수분과 함께 영양분을 피부에 제공한다. 다음 바디오일이나 로션을 바르면 피부에 얇은 막이 형성되어 피부를 보호하고 주름이 생기지 않게 된다.

공기중의 먼지나 공해물질 혹은 거친 입자로부터 피부가 직접 노출됨을 막아주고 옷과 닿는 면을 최소화하므로 피부의 손상이나 노화를 절대적으로 막아준다.

외출을 하는 게 아니고 부드러운 목욕을 끝내고 잠자리에 드는 거라면 미스트는 필요가 없을 수도 있다. 향기가 나는 바디오일이나 로션을 충분히 바르고 아직 젖어 있는 상태로 그냥 잠자리에 들면 20~30분 안에 피부에 스며들며 영양분이 충분히 공급되고 피부도 휴식을 취하게 된다.

⑤ 땀을 많이 흘리고 먼지나 기름이 많은 작업을 하고 샤워를 할 때

스크럽(Scrup)제가 들어 있는 거품 목욕 용품을 사용하여 스폰지로 충분히 거품이 나게 한 다음 거품이 잦아들 정도로 많이 문질러 주어 피부에 묻어 있는 노폐물이나 불순물을 떨어뜨려 준다. 본 제품들은 오일 성분을 함유하고 있기 때문에 타사 제품과 달리 세척효과와 더불어 얇은 막을 형성하여 피부를 보호한다. 샤워 후 다소 피부가 미끄러운 것은 오일성분이 있기 때문이며, 불순물이 충분히 제거되지 않은 것은 아니다.

⑥ 욕조에 따끈한 물을 받아놓고 향을 즐기고 싶을 때

목욕용 향티(Bath tea)를 살짝 물에 담가서 허브향을 즐길 수 있는데 이러한 향들은 몸에 향긋함과 함께 감기나 기관지염, 관절염, 류머티스, 호흡기, 피부질환 등 향에 따라 다양한 치료효과가 있다고 하므로 건강에도 아주 좋다.

⑦ 외출하기 전 가볍게 샤워할 때

바디 워시나 샤워 젤을 사용하여 충분히 거품을 낸 후 가볍게 문질러 준다.

향이 몸에 베일 수 있도록 충분히 문지른 후 물로 헹구어 낸다. 샴푸, 컨디셔너와 같은 향을 사용한다면 더욱 좋은 효과를 낼 수 있다. 가볍게 손과 얼굴을 씻어 먼지나 얼굴의 기름성분을 없애고 싶을 때 천연비누로 손과 얼굴을 가볍게 세수한다. 이때 되도록 화학품으로 만들어진 너무 강한 비누를 사용하지 않는 게 좋다. 우리가 일반적으로 사용하는 비누는 세제성분이 강하므로 외출하였다가 들어오자마자 손이나 발을 씻는데 사용하는 것으로 제한하도록 해야 한다.

⑧ 잠자리에 들기 전에 충분한 목욕으로 상쾌한 기분과 함께 피부에 영양을 주고 싶을 때

욕조에 따뜻한 물을 담그고 사해에서 만들어진 향기가 가득한 소금을 물에 푼다. 그리고 몸을 푹 담그고 허브향으로 만들어진 물베개에 머리와 목을 대고 편안하게 10분에서 20분 정도 휴식을 취한다. 이미 피곤이 가시면서 피부는 긴장을 풀고 이완된 상태가 된다. 따뜻한 물은 피부의 표면 온도를 상승시켜 혈색이 빨개지고 혈액순환이 활발해지면서 충분하게 피부에 영양이 공급되어 노폐물이 제거된다. 이때 목욕용 향티(Bath tea)를 살짝 물에 담가서 허브향을 즐길 수 있는데 이러한 향들은 몸에 향긋함과 함께 감기나 기관지염, 관절염, 류머티스, 호흡기, 피부질환 등 향에 따라 다양한 치료효과가 있다고 하므로 건강에도 아주 좋다.

⑨ 중요한 행사나 데이트 등

화사한 향기와 부드러운 피부, 상긋한 기분을 갖고 싶을 때 미스트(Mist)를 몸에 뿌린다. 미스트가 갖고 있는 향과 더불어 충분한 수분과 함께 영양분을 피부에 제공한다. 바디오일이나 로션을 미스트 다음에 사용하면 피부에 얇은 막이 형성되어 피부보호에 큰 역할을 하게 된다. 마지막 단계로 나가기 20분 전에 향수를 살짝 뿌려 준다.

⑩ 발 마사지로 온몸의 피곤을 풀고 거친 피부나 딱딱한 각질 등을 제거하고 싶을 때

풋로션(Foot lotion)으로 발에 바르고 마사지를 하면 각질제거 효과가 있어서 거칠고 하얀, 그리고 딱딱한 부분이 부드러워진다. 특히 발 마사지는 전신의 피곤을 푸는 효과가 있어 매우 좋다. 건조한 피부를 촉촉하게 하고 수분과 영양을 충분히 주고 싶을 때 미스트(Mist)를 몸에 뿌린다. 미스트가 갖고 있는 향과 더불어 충분한 수분과 함께 영양분을 피부에 제공한다. 바디오일이나 로션을 미스트 다음에 사용하면 피부에 얇은 막이 형성되어 피부보호에 큰 역할을 하게 된다.

⑪ 몸에 습기가 차는 것을 막아주고 고유의 냄새를 중화시키며 오히려 건조함으로 상쾌한 기분을 갖고 싶을 때

바디 파우더(body powder)를 사용해서 겨드랑이처럼 땀이 많이 나는 곳에 서너 차례 뿌려주면 땀이 나서 생기는 불쾌감을 없애고 특유의 냄새도 중화시켜 주며 향긋한 향이 나게 할 수가 있다. 특히 아기들에게는 매우 필수적으로 사용된다. 그것은 워낙 아기의 피부가 민감하므로 습기 때문에 발생할 수 있는 습진이나 피부질환 등을 예방해 주는 데 효과가 크기 때문이다. 성인들도 부분적으로 건조해야 할 부분에 파우더를 뿌려 주면 습기를 제거하여 피부 보호에 매우 좋다.

5. 목욕을 하면서 꼭 지켜야 할 사항

① 목욕 전에는 시원한 물이나 우유를 마신다.

목욕 전에 마시는 물과 우유는, 몸 속에서 땀이 원활하게 빠져 나오도록 도와준다. 땀과 함께 피부 깊숙이 들어 있던 노폐물이 쏙쏙 빠져 나와 피부가 한결 개운해진 느낌뿐만 아니라 차가운 음료가 체온, 열기를 식혀주기 때문에 더욱 시원한 목욕을 즐길 수 있다. 목욕 후 갈증도 훨씬 덜하고 수분 공급 효과가 뛰어나다. 목욕 전 마시는 찬 우유나 물은 수분 공급은 물론 발한작용도 도와준다.

② 샤워는 미지근한 물에서, 마무리는 찬물로 - 물의 온도가 너무 뜨거우면 인체에 좋지 않다.

수건에 비누질을 하여 마사지하는 것처럼 둥글게 문질러 닦은 뒤, 따뜻한 물로 헹궈 낼 것. 스펀지에 순한 비누를 칠해, 가볍게 문지르는 정도면 적당하다. 마지막에는 약간 찬물로 마무리한다. 샤워할 때는 온몸을 둥글게, 부드럽게, 마사지하듯 비누질한다. 미지근한 물이 건강에 가장 좋다.

③ 목욕, 사우나는 일주일에 한두 번 정도가 적당하다.

목욕이나 사우나 자체는 피부탄력 유지에 좋다. 문제는 너무 잦거나 긴 목욕을 하는 것이다. 특히 몸에 좋다고 온천에 가면 오래 시간을 뜨거운 욕탕에 담그게 되는데 아무리 수질이 뛰어난 온천이라 하더라도 뜨거운 탕 속에 오래 들어가 있으면 피부가 금방 건조해진다.

사우나를 이용할 때는 피부가 빨갛게 얼룩지거나, 얼굴이 달아오르기 전까지만 있도록 한다. 그리고 사우나를 너무 자주 하면 피부가 건조해지고 혈색이 나빠지며 빨리 늙는다. 냉온 교대욕은 찬물에서 시작하여 찬물에서 끝낸다.

④ 때수건은 피부의 적, 너무 강하게 문지르면 피부를 다친다.

사람마다 체질과 피부강도, 상태 등이 다르기 때문에 때를 미는 것에 대하여 잘못이라고 말할 수는 없지만 이왕이면 자극적인 이태리 타월 사용은 가능한 한 피한다. 꼭 때를 밀고 싶다면, 때를 충분히 불린 뒤 때밀이 수건에 비누를 묻혀 둥글게 원을 그리며 문지르는 정도가 적당하다. 심장에서 먼 곳부터, 심장을 향하여 힘을 주는 것이 순서다. 오른쪽 다리, 오른팔, 왼쪽 다리, 왼팔, 몸통 순서로 해보자.

⑤ 목욕 브러시, 해면은 부드럽게 클렌징하듯이

섬유질로 만든 해면이나 목욕 브러시를 사용할 때는, 부드럽게 클렌징해 준다는 기분으로 써야 한다. 샤워젤이나 비누를 온몸에 충분히 바른 뒤, 마사지하듯 문질러 준다. 때 밀듯이 박박 밀면 절대 안 된다. 목욕 브러시는 피부에 직접 닿는 제품인 만큼 자극적이지 않은 것을 써야 한다. 가볍게 더러움을 떨어내기만 한다는 기분으로 비누질해 주며 쓴다.

⑥ 건조한 피부에는, 식물성 또는 글리세린 비누를 사용한다.

비누의 성질은 강 알칼리성이다. 인체에 붙어 있을 때는 산성이며 피부는 약산성 상태이기 때문에 비누는 알칼리성이다. 그러나 너무 알칼리성이 강하거나 비누를 많이 사용하게 되면 피부의 산기를 떨어트리게 되어 세균 감염 및 피부를 건조하게 만드는 원인이 된다. 그러므로 특히 건성 피부인 사람이나, 잦은 샤워로 피부 가려움을 느끼는 사람이라면 반드시 식물성비누를 쓰도록 한다. 또는 글리세린 비누나, 보습제가 함유된 샤워젤을 선택하는 것도 좋은 방법이다.

고체 비누보다는 거품이 잘 생기는 바스젤이 아무래도 더 부드럽다.

⑦ 굳은살은 조금씩 마사지하면서 벗겨 낸다.

흔히들 돌 비누나 각질제거기로 박박 문질러 씻으면 그만이다 싶지만 천만의 말씀 만만의 콩떡이다. 각질은 죽은 세포로 기저 세포에서 계속적으로 신규 세포를 만들어내고 각질층에서는 죽은 세포를 계속적으로 배출하고 있다. 그러기 때문에 한꺼번에 욕심부리기보다는 샤워할 때마다 조금씩 하는 것이 효과적이다. 가위나 도구를 써서 무리하게 제거하려고 하면 오히려 더 두꺼운 각질층이 생길 수도 있다. 또한 굳은살을 제거하고 나면, 발에도 반드시 로션 등을 발라 마사지하면서 피부를 진정시켜 줘야 한다. 그리고 사포로 된 발 각질제거기는 발이 마른 상태에서 사용해야 좋다.

⑧ 보습·영양 제품은 더워도 꼭 바를 것

샤워나 목욕 후 보습을 안 해주면 오히려 피부가 거칠어진다. 물기가 다 마르기 전에 보디 크림, 오일, 밀크 등을 발라 피부의 수분 손실을 막는다. 덥고 땀이 날 때는 오일은 빼고, 보디 밀크만 바른다. 발꿈치나 무릎도 트거나 갈라지지 않도록 핸드 크림, 보디 밀크를 발라 준다. 샤워코롱은 냉장고에 보관했다 사용하면 청량감, 보습력이 높아진다. 보디 오일, 밀크, 크림은 여름에도 꼭 발라야 한다. 목욕만 자주 하고 수분, 영양을 공급하지 않으면 피부가 걷잡을 수 없이 거칠어진다.

⑨ 가끔씩 천연재 목욕으로 영양과 수분을 보충한다.

여러 가지 야채와 과일을 면보자기에 넣어 욕조물에 담가 미용 목욕을 해 보라.

귤, 유자, 사과 껍질은 죽은 각질제거에 효과적이다. 생강은 보습 효과가 높으며, 귤, 오이, 셀러리 등은 피로회복에 좋다. 죽염 목욕은 피부 표면과 모공 속 노폐물, 지방분을 체외로 배출시키고, 자극이나 질병에 대한 저항력도 키워준다.

일주일에 한번 정도는 오이, 사과 껍질, 셀러리 등 신선한 야채를 이용한 미용 목욕으로 피부 건강을 챙겨 주자. 묵은 각질을 제거, 피부를 건강하고 매끄럽게 유지해 주는 천연 스크럽도 좋다. 살구씨, 커피 찌꺼기, 오트밀, 죽염 등을 클렌징 밀크와 섞은 뒤, 원을 그리듯이 마사지하면 된다.

⑩ 목욕 후에는 파우더로 보송보송하게 마무리

땀이 많이 나는 겨드랑이, 허벅지 등을 중심으로 보디 파우더를 발라 마무리한다. 목에서 가슴선에 이르는 앞가슴 부분도 땀으로 상하기 쉬운 부위이므로, 파우더로 잘 마무리한다. 끈적임이 없고 보송보송한 피부를 간직하는 마지막 방법으로 특히 땀을 많이 흘리는 부위에 파우더를 발라주면, 피부가 한결 보송보송해진다.

땀이 많이 난다고 너무 과도하게 파우더를 바르지 않아야 한다. 너무 과도하게 바르게 되면 모공이 막힐 수 있기 때문에 파우더는 가볍게 마른다.

제7장

목욕탕 시설 200% 활용하기

1. 효과를 높이는 욕장 시설

① 바가지탕 (頭腦湯)

입욕전에 몸에 탕을 익숙하게 하는 준비과정으로서 머리부터 목욕을 하면 혈관이 확장되기 때문에 입욕초기의 혈압상승이나 뇌빈혈을 막기 위한 욕조. 일본의 쿠어하우스에는 바가지탕 전용의 자그마한 탕조가 준비되어 있어 입구 쪽에서부터 고온(39~42℃:온천), 중온(34~37℃: 온천＋물),저온(22~25℃:물)

〈바가지탕〉

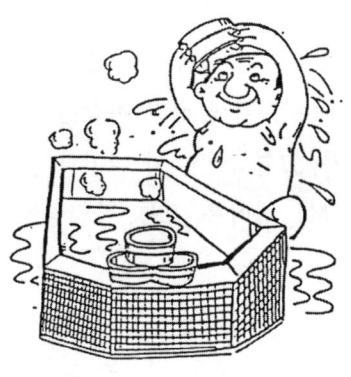

으로 구분되어 있으며 대부분은 고온과 중온 2개의 탕을 두는 것이 일반적 형태로 입욕방법은 다리, 하복부, 흉부, 머리로 차츰 상수로 올라가는 것을 평균 5~10회 반복한다.

② 전신욕, 부분욕탕 (온탕/열탕)

전신욕과 부분욕은 하나의 욕조 속에 설치되어 있으며 이 욕조는 온도차에 따라 우리나라에서는 열탕과 온탕으로 구분하며 온도차에 따라 인체에 미치는 의료 효과가 달라진다. 42℃ 이상의 고온욕은 인체의 발한 작용을 촉진하고 신진대사를 높이기 때문에 피로를 없애고 신경통, 근육통에 좋다(단, 열탕은 심장병, 고혈압, 심한 동맥경화증 환자에게는 적합하지 않다). 또한, 대욕탕 주변

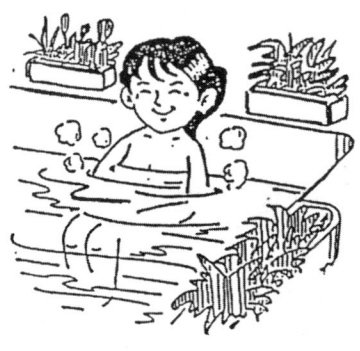

〈전신/부분욕〉

에 단을 두어 부분욕을 할 수 있도록 하고 있는데, 부분욕은 전신욕과 달리 목까지 푹 잠기지 않고 온도, 수압에 의한 심장부담을 줄이기 위해 허리 아래만을 충분히 따뜻하게 하기 때문에 허약자, 고혈압 환자가 들어가기에 적합한 탕이다. 위장이 약한 사람, 담석, 생리통, 요통, 불면증에도 좋다.

③ 침탕

침탕은 38℃ 전후의 얕은 탕에 느긋한 기분으로 들어갈 수 있는 것이 특색이므로 비교적 장시간(약 10여 분 이상) 이용하는 탕으로 정수압의 영향 및 온열에 의한 자극을 완화함으로써 심폐에 과도한 부담을 주지 않고 온천수의 효능을 신체에 주게 하는 욕조로서 진정, 진통, 최면의 효과가 있다. 또한, 피부의 혈관을

확장시키기 때문에 혈액이
나 림파(lymphe)액의 흐름
이 좋아진다. 특히, 동맥경
화, 고혈압 혹은, 정신피로,
불면증 환자에게 좋다. 침
탕는 얕고 넓은 욕조이므로
탕온의 균일성 유지, 물의
부력에 대한 안정선을 유지
해야 한다.

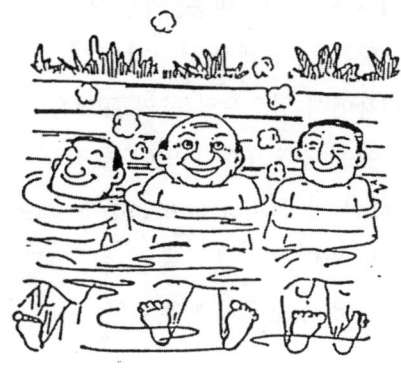

〈침 탕〉

④ 포말욕, 기포탕(bubble 탕)

포말욕은 큰 욕조의 바닥에 기포 발생장치를 설치하고 있으며,
기포욕은 작은 거품이 일어날 때 초음파가 발진하고, 이것이 인
체의 조직에 압축과 이완의 기계적 자극을 주어 온열효과를 고르
게 미치게 한다. 38℃ 전후의 탕에 15분 정도 입욕을 하면 수압

〈포말욕〉

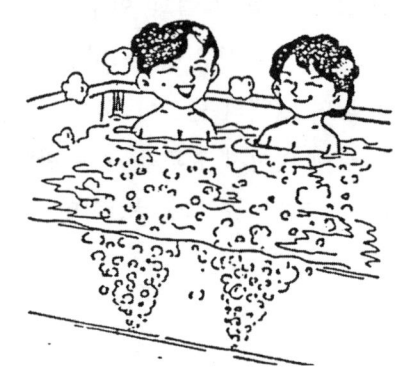

에 의한 마사지 효과와 더
불어 거품이 몸에 부딪쳐서
깨질 때 초음파가 발생하여
신체의 세포에 미세한 진동
을 가져다주어 근육통이나
피로회복에 효과가 있다.
그리고 피부에 엉켜 있는
더러운 노폐물도 초음파의
진동으로 말끔히 떨쳐 버리

기 때문에 피부미용, 외상 후유증에도 효과가 있다.

또한, 수면에서 부서지는 거품의 포말이 공기중의 양이온에 달라붙어서 날으므로 물의 표면은 음이온의 공기가 많아진다. 음이온에는 진정효과가 있어 초조한 마음을 진정시키고, 스트레스를 해소시켜서 마음을 평온하게 하므로 내면적인 아름다움을 가꿀 수도 있다. 단, 폐결핵, 임신, 고도의 동맥경화증, 심장이 나쁜 사람은 입욕을 금지해야 한다.

⑤ 물맞이욕(폭포탕)

높은 곳에서 탕을 하락시켜 탕의 물줄기를 전신 또는 환부에 맞아 마사지를 한다. 온도에 의한 효과, 수압에 의한 효과를 얻을 수 있는 욕조로 40℃ 미만의 중온으로 3~5분 정도 맞으면 그 부분은 온열과 압주의 자극으로 붉은 빛을 띠

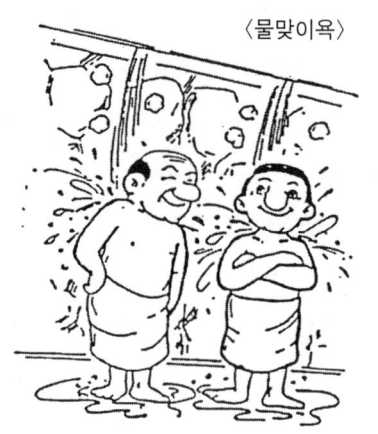

〈물맞이욕〉

게 되며 혈액의 순환이 잘 되어 비만, 신경통, 요통, 타박 및 삔 곳 등에 마사지 효과를 주는 반면 무거운 동맥경화증 등에는 적합하지 않다. 수포가 분산하면서 주변에 음이온이 발생하여 진정 작용도 있다

⑥ 압주욕(噴出浴)

온도와 압력에 의해 피부에 기계적 자극을 가하여 혈액순환이 좋아진다. 어깨, 허리, 발에 압력을 가하며 중온(38~40℃)의 탕이 적당하다. 온열과 압주의 자극에 의해 혈액순환이 원활해지며 신경통, 요통, 타박, 염좌 등에 마사지 효과가 있다.

〈압주욕〉

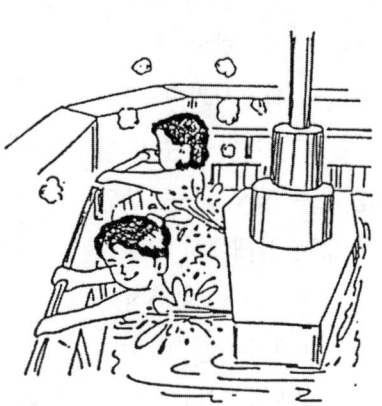

단, 고도의 동맥경화증, 임신, 심장이 나쁜 사람, 통증이 심한 사람 등은 입욕을 하지 않는 것이 좋다.

압주욕은 욕조측면의 초음파 노즐부에서 물과 공기를 혼합하고 미세한 기포군에 의해 초음파를 발생시킨 물을 모체 등의 신체 전 부분으로 음파를 받게 하는 음파욕이라고도 한다.

※ 기포 직경:0.2~2㎜. 발진 주파수 : 50~30,000hz

⑦ 보행욕

온수와 냉수로 구별된 수조를 교대로 5~6회 왕복하는 탕으로 40℃ 중온과 20℃의 저온 욕조에서 발을 교대로 따뜻하게 하거나, 차게 하거나, 수로에 깔린 옥자갈 위를 맨발로 걷는 것에 의해 피부 혈관, 말초신경을 자극하며, 온수에서 시작해서 냉수에서 끝낸다. 몸이 찬 사람, 동상, 불면증, 정신피로 회복 등에 효과가 있다. 또한, 육체적 피로 또는 다리의 피로는 임파액이나 정맥

혈이 발에 정체되어 일어
나는 것으로 다리 부분에
온랭교차로 발의 혈관을
확실히 확장시키며 다리
부분에만 자극을 주어 심
장 또는 혈압에 큰 부담
이 없는 상태에서 시행할
수 있어 더욱 효과적이
다. 보행길이는 냉수의

〈보행욕〉

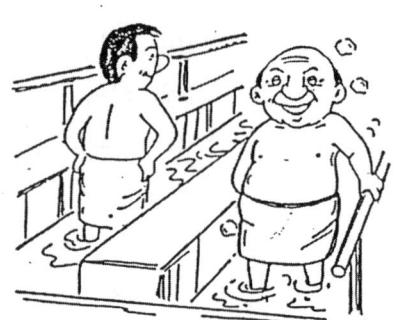

길이가 온수 길이의 2/3 수준이며(온탕 3m, 냉탕 2m) 무릎 아랫
부분을 교대로 담그면서 걷는 구조로 한다.

⑧ 온상 요법

온돌욕, 암반욕(우리나라에서는 찜질방이라고도 함)이라고도
하며 따뜻한 바닥에 앉기도 하고, 누워서 몸을 따뜻하게 하며 맥
반석 등의 석재 속에 들어 있는 원적외선 등이 신체 깊숙이 파고
들어 요통, 비만, 신경통, 위장병 등에 효과가 있다고 전해지고
있다. 온천요양 목욕 중간의 휴식 및 휴게 장소로도 이용되는 릴
렉스로 사용하기도 한다.

⑨ 바디 샤워

분사노즐로부터 온천수를 전신에 압주하는 입욕시설로 피부를
자극하고, 혈액순환을 원활히 하며 신경 및 근육의 피로를 풀어
주는 효과가 있다. 온천수에 의해 온열효과가 확실하게 신체 깊

숙이까지 침투하고 신체를 따뜻하게
하여 근육을 단시간에 효과적으로
마사지한다.

⑩ 두레박 샤워

두레박 샤워는 사우나로 덥혀진
몸을 식히는 과정에 필요한 시설로
먼저 샤워를 시행하기 전에 사우나
실의 공기보다 바깥의 공기가 산소
함유량이 높으므로 움직이면서 공기
를 들이마셔 호흡기를 식히고 강화

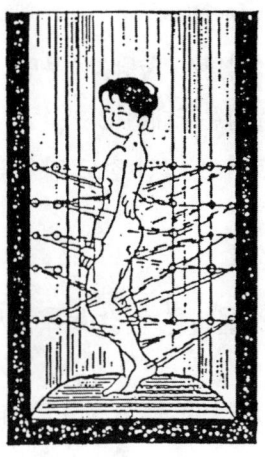

〈바디샤워〉

시킨 후, 샤워를 실시하여야 한다. 열로 늘어난 혈관을 찬물로 쇼
크를 받으면 다시 정상으로 줄어들고, 그때 덥혀진 피는 몸 안쪽
으로 세게 흘러들어 가게 되므로 신선감을 느끼며 육체적 뿐만
아니라 정신적으로도 큰 효과를 준다. 수온은 25℃가 적당하다.
단, 피부혈관이 강한 자극으로 현저하게 수축되면 혈압이 급상승
하여 심장에 많은 혈액이 돌아오게 되어 노약자, 심장병 환자 등
은 주의가 필요하다.

⑪ 사우나 도크

사우나 도크는 60℃의 습도 50%인 저온사우나로 70~90℃의
습도 20%의 건식 중온, 110℃의 습도 10% 미만인 고온 건식의
3단계가 필요하다.

⑫ 약탕

약탕은 쑥탕, 율무탕, 무청탕, 술탕 4가지로 구성하며 온도는
불감온도대인 38~40℃가 적당하고 규모는 시설면적에 따라 다
르며 3~4인 정도 입욕할 수 있는 소규모로 설치한다.

2. 올바른 건강 목욕순서

① 목욕전 우유 또는 냉수를 한두 잔 마신다.

우유나 냉수를 목욕 전에 마시면 땀이 쉽게 많이 나와 노폐물
배출, 갈증해소 등 목욕 후 이들 음료수를 마시는 것에 비해 효과
가 배가된다. 목욕 전에 마시는 물과 우유는, 몸 속에서 땀이 원
활하게 빠져 나오도록 도와주며 땀과 함께 피부 깊숙이 들어 있
던 노폐물이 쏙쏙 빠져 나와 피부가 한결 개운해진 느낌뿐만 아
니라 차가운 음료가 체온, 열기를 식혀주기 때문에 더욱 시원한
목욕을 즐길 수 있다. 목욕 후 갈증도 훨씬 덜하고 수분 공급 효
과가 뛰어나다.

목욕 전 마시는 찬 우유나 물은 수분 공급은 물론 발한 작용도
도와준다.

② 우선 물을 몸에 뿌린다.

심장에 무리가 가지 않도록 바가지로 먼저 중온(약 35℃)의 물
로 심장에서 먼 발, 다리, 가슴, 머리 순으로 약 5배 정도 뿌린 후
조금 차가운 저온(약 25~28℃)의 물로 같은 순서대로 뿌리거나

이 방법이 불편하면 샤워기를 이용 미지근한 물로 발로부터 시작해 몸 전체를 씻는다. 이렇게 하면 신체는 우선 목욕에 대한 준비를 하며 급격한 혈압상승 및 뇌빈혈 등을 예방할 수 있다.

③ 온탕에서 몸을 담근다

먼저 반신욕 1분, 전신욕 2분 정도 신체를 담궈, 신체 피부의 모공을 확대시키고 체온조절 기능을 준비한다. 급격한 혈압의 변화를 예방하기 위하여 반신욕, 전신욕을 꼭 수행한다.

④ 사우나 요법을 수행한다.

먼저 저온건식, 습식, 고온건식 도크 순으로 눕거나 다리를 올린 자세로 5분 정도 땀을 낸 후 각각의 도크에서 나오면 냉탕에 가서 바가지로 발부터 차례로 물을 뿌린 후 냉탕에 들어가 몸식히기를 1~2분 정도 수행한다. 냉탕에서는 가만히 있지 말고 움직이는 것이 좋다.

⑤ 마지막 사우나욕 이후 냉탕에서 나와 족탕을 수행한 후 휴식을 취한다.

냉탕에 나온 후 몸식히기 과정에서 경직된 신체를 이완시키는 과정으로 발만 온탕에 담궈 3~5분간 다리 부분을 따뜻하게 하면 경직된 혈관이 다시 이완되면서 혈액순환이 정상적으로 돌아오게 된다.

⑥ 휴식 후 다시 온탕으로 압수해 탕요법 과정을 준비한 후, 냉탕
　　에 가서 1분간 몸을 담근 다음 열탕에 1분간 입수한다.

　냉탕은 냉온수교차욕을 준비하는 과정이며, 열탕에 입수하면
뜨거운 탕온으로 신체의 화학작용이 빨라지고 모세관이 급격히
확장되며 심박수도 증가하게 된다. 그러므로 신체에 이상이 있는
경우에는 특히, 고혈압, 심장병 등의 환자는 열탕 입수를 피하는
것이 좋다.

⑦ 열탕에서 나오면 사우나요법과 같이 냉탕에 입수하여 냉온수
　　요법을 수행한다.

　경우에 따라서 냉온수교차욕을 집중적으로 수행하거나 열탕에
부담이 있는 경우에는 물맞이욕 등 다양한 탕욕을 즐기고 온탕
또는 침탕에서 약 3분간 휴식을 취한 후 탕욕을 끝낸다.

⑧ 심장에서 먼 곳부터 아래서 위쪽으로 나선을 그리며 때를 민
　　다.

　그런 다음 비눗물로 거품을 내 마사지하듯 부드럽게 몸 전체를
문지르고 다음 미지근한 물로 비누거품을 깨끗이 씻어낸 후 20℃
정도의 차가운 물로 샤워를 하거나 끼얹어 피부에 탄력을 준다.

【참고】 목욕과 관련된 화장수

☆ 바디 클렌저(샤워젤)
　전신의 더러움을 씻어주는 전신 세정제

☆ 바블바스
　욕조에 거품을 내어 목욕을 할 수 있는 제품

☆ 스크럽 젤
　식물 알갱이가 함유되어 효과적으로 노폐물을 제거하는 바디 클렌저

☆ 바디 오일
　목욕 마지막에 피부 건조를 방지하기 위하여 사용하는 제품

☆ 바디 로션
　전신 피부에 발라주는 로션

☆ 바디에센스
　바디로션보다 보습효과와 유분 효과가 높은 바디전용 에센스

☆ 샤워코롱
　피부 수렴수로 알코올과 향이 배합되어 향수 대용으로 사랑을 받음

☆ 바디 스킨
　알코올과 향이 낮게 배합되어 진한 향을 싫어하는 여성에게 적합함

☆ 바디 마사지 크림
　심하게 거친 피부에 영양을 공급하는 마사지 크림

제8장

효과적인 목욕장 개발하기

1. 목욕장 시설 기준

(1) 시설 원단위

구 분	원 단 위	비 고
수용인원	시설 전체면적의 약 3~4㎡/인 = 1인/평	탕이 배치된 습식 공간과 탈의실 및 휴게실 등을 포함
라커수	수용인원의 약 110~120%	
탕 면적	전체 시설면적의 약 60~70%	도심, 외곽, 온천장 등의 지역여건에 따라 차이가 있음
휴식 공간	전체 시설면적의 30~40%	탈의실 포함
샤워수	수용인원의 약 20~30%	입식샤워와 좌식샤워는 남녀탕에 따라 다소 차이가 있음 (일반적으로 남탕에는 여탕보다 입식샤워를 많이 배치)

샤워비율 (좌식:입식)	남자 = 60~70 : 40~30 여자 = 60~70 : 40~30	
도크규모	2인/평(수용인원의 약 5~10%)	누울 수 있는 구조
도크 수	일반적으로 2~3개가 적당 (건식〈고온, 저온〉습식)	규모에 따라 다양하게 설치 가능

※ 본 기준은 다소 쾌적한 상태에서의 기준을 제시한 것으로 개발
　시설의 규모, 위치, 방향설정 등에 따라 변경될 수 있음.

(2) 규모별 시설 구성(예)

규모	시설명		적정온도(℃)	비 고
800평이상 ← 500~600평 ← 200~400평 ← 200~400평미만	바가지탕	중온	38	2가지가 기본
		저온	27~28	
	온탕		38	노즐과 버블 설치(경우에 따라 침탕 설치 가능)
	열탕		42~43	약탕, 히노끼탕으로 활용 가능
	냉탕		23	
	보행탕	고온	40	바닥에 콩자갈 설치로 발맛사지
		저온	20	효과
	고온건식사우나		100~110	누울 수 있는 구조로 설치
	습식도크		60~65	누울 수 있는 구조로 설치
	침탕		37~38	전정작용이 뛰어난 침대형
	회오리탕		37~38	원형으로 설치
	물맞이탕		37~38	자유낙하식 또는 방수총식
	압주욕(바디맛사지)		37~38	방수총식 물맞이탕과 연결 가능
	온상		35~36	원적외선등 설치
	저온건식사우나		90	소금, 황토방 가능
	약탕			쑥, 율무, 무청, 정종 중 1개 또는 규모에 따라 4개 모두 설치
	강냉탕		15~17	
	두레박샤워		25	작은 규모에서는 OK샤워로 설치
	바디샤워		35	2개 설치
	족탕		37~38	온탕 옆 도크와 근거리에 설치

※ 시설 규모는 남여 탈의실을 포함한 규모임.

※ 시설 전체의 규모와 시설 방향에 따라 다소 차이날 수 있음.

※ 상기 목욕장 시설 구성은 건강보양형 사우나 개발에 필요한 아이템으로
　구성하였기에 일반과 다소 차이가 날 수 있음.

※ 약탕은 규모에 따라 1가지만 설치 가능하며, 4가지 모두 설치도 가능

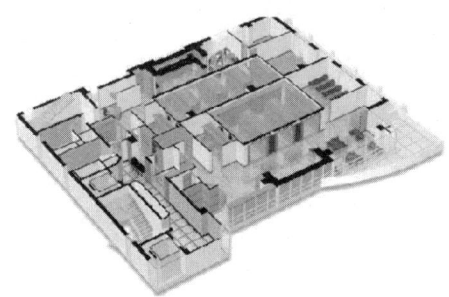

〈의정부 소재 G사우나 탈의실〉

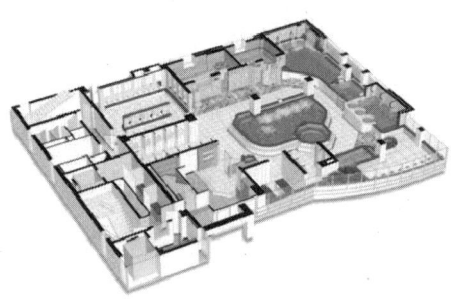

〈의정부 소재 G사우나 남탕〉

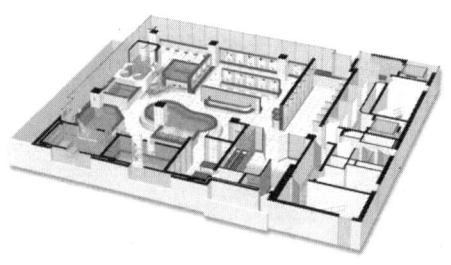

〈의정부 소재 G사우나 여탕〉

2. 신개념 목욕장 시설 소개

(1) 세라바스(SERA BATH (瓷王湯)) 및 자왕 사우나

우리들이 흔히 접할 수 있는 생활 도자기가 아닌 전통 도예 가마에서 구워낸 천연 재료의 도자기로써 스스로 발산하는 용존 산소와 원적외선을 온몸으로 느낄 수 있는 그러한 욕탕을 말한다.

효능으로는 오랜 병상 생활에서 오는 피부의 손상을 완화시키고 나이 들면 찾아오는 수족 냉증을 예방하며 오염된 환경 속에서 원활하지 못했던 피부의 바이오리듬을 돕는 역할을 한다. 단, 청자 또는 백자와 같은 완전 밀봉형의 도자기로

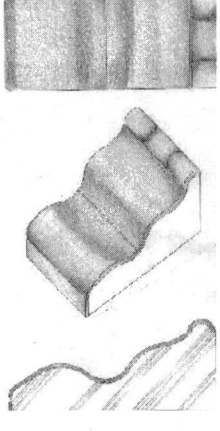

〈세라바스의 이미지〉

는 그 효능을 기대하기 어렵고 예로부터 서민들의 생활 속에서 흔히 접할 수 있던 용기 및 분청류 또는 막사발류의 도자기에서 더 많이 찾을 수 있다.

그 이유는 부유한 층들이 쓰던 도자기류와 서민들이 쓰던 도자기류의 제작 과정을 보면 알 수 있다. 아무래도 돈 있는 사람들이 쓰던 그릇들은 고가의 제품들이 대부분이기 때문에 그 색상과 모양 그리고 잘 깨어지지 않도록 내구성에 중점을 두었다. 그래서 흙을 반죽하는 손길이 아주 까다롭기 그지없다. 그 흙을 반죽할 때 흙과 흙 사이의 미세한 공간과 기포를 모두 제거해야만 더욱 단단한 제품들이 생산되기 때문에 막상 제품이 생산되면 오늘날

의 유리와 같은 성질의 것이 된다. 그러므로 도자기 특유의 원적외선은 생성될지라도 대기간의 산소 교환이나 수분 교환 같은 것은 기대하기 어렵다고 본다. 즉, 숨을 쉴 수 없다는 이야기다.

그러나 가난한 서민들이 쓰던 분청이나 막사발류의 자왕 그릇은 싼값에 대량으로 만들었을 것이다. 그러다 보니 흙을 반죽하는 과정에서 흙의 품질과 손길이 미치지 못하는 곳이 생기기 마련이다. 그리고 유약을 사용할 때도 고급 도자기류와는 근본적으로 다르다는 것을 알 수 있다. 유약이 굳어가면서 생기는 미세한 크렉이 아니라 유약 조직의 조직과 조직 사이에서 벌어지는 그러한 크렉이 형성된다. 즉, 흙과 흙 사이의 공간 그리고 유약 표면에서의 자연스러운 크렉이 결국은 용존 산소량과 원적외선의 생성을 원활하게 하고 본체와 대기중의 수분 교환 또한 가능하게 하는 원인이 되었다. 이것을 증명하는 단적인 예가 지금도 일본에서는 모든 도자기 중 최고로 치는 것이 바로 막사발, 즉 자왕이기 때문이다. 그 이유는 예전에 가난한 서민들이나 쓰던 그릇이 임진왜란 등을 통하여 일본으로 건너가서 차 마실 때 쓰는 찻사발로 쓰면서 그 진가가 발견된 셈이다.

막사발은 한번 향기를 담으면 다음에 쓰지 않더라도 항상 그 향기를 머금고 은은하게 내품기 때문에 사람들은 그 특성에 반했다.

옛날 일본 막부의 최고 장군이었던 도요토미 히데요시는 그런 찻사발을 얻기 위해서 자기 자신이 아끼던 성(城)과 바꾸었다는 일화가 전해질 정도였다고 한다.

그러므로 SERA-BATH란 이러한 것들을 응용한 것이라 볼 수 있는데, 목욕장에서 가장 적용하기 쉬운 곳이 탕이다. 특히 온탕이나 침탕에 이러한 자기를 이용한 탕을 만들 경우 물 속에 용존산소율이 높아지면서 원적외선이 피부 깊숙이 침투하여 혈액순환을 활발하게 할 뿐더러 인체를 이롭게 한다. 특히, 온탕의 물빛이 연한 장미빛을 이루고 있어 환상적인 분위기 연출을 할 수 있어 신체의 이완과 더불어 기분과 심신상태를 더욱 좋게 만든다.

목욕탕에서 이 세라바스를 적용할 수 있는 곳으로 가장 좋은 곳이 탕이라면 두 번째로는 습식사우나 도크라고 할 수 있다. 사우나 도크는 특히 습식 도크에 마감사항을 보면 대부분 돌을 이용하고 있다. 돌 중에도 맥반석과 옥돌 등을 많이 사용하고 있고 구조 또한 의자형으로 앉는 자세이다. 앞장의 사우나 요법에서 본 것과 같이 가장 좋은 자세는 누워 있는 자세라고 하였다. 습식 도크의 의자형 좌석을 누울 수 있도록 세라바스의 재료를 구조체로 만들어 놓게 되면 훌륭한 습식사우나 도크가 될 수 있다. 특히, 도크 안에 자왕으로 만들어진 베드에 누워 있게 되면 습도 50%나 되는 습기와 자왕베드에 피부가 닿을 경우 매끈거림과 함께 느껴지는 편안함과 안락함을 맛보며 사우나욕을 즐길 수가 있다.

(2) 타올쿨러(Towel cooler)

이 장치는 사우나욕을 즐길 때 사용하는 보조장치로서 타올을 냉각시켜 주는 장치다. 사우나욕을 할 때 일반적으로 그냥 도크 안으로 들어가거나 수건을 냉수에 적셔 가져가게 되는데 이때 타올 이용방법에 대하여 잘 알지 못하는 것에서 착안하게 된 장치로 냉각된 타올을 머리에 두르게 되면 머리가 시원하게 된다. 전

체적으로 몸은 도크 안의 뜨거운 열로
발한이 촉진되지만 머리는 시원하게 되
어 혈액순환이 원활하게 이루어진다. 이
원리는 음양오행의 수승화강(水昇火降)
원리와 우리나라 전통요법 중 두한족열
(頭寒足熱)의 원리를 이용한 장치이다.
타올을 사우나욕을 하기 전에 도크 입구
에 있는 타올쿨러에 넣게 되면 수건이
약 10초 내외에서 자동적으로 찬 냉수

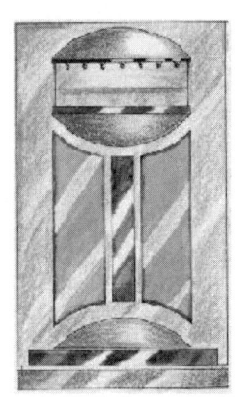

〈타올쿨러〉

가 분출, 순식간에 10~15℃ 정도로 냉각이 된다. 이 타올을 도
크에 가지고 들어가 얼굴이 지성 피부인 경우에는 수건을 머리뿐
만 아니라 얼굴까지 덮는다. 처음에는 모공이 수축되다가 점차적
으로 타올이 가열되면서 얼굴 부분의 모공이 확장되고 피지와 노

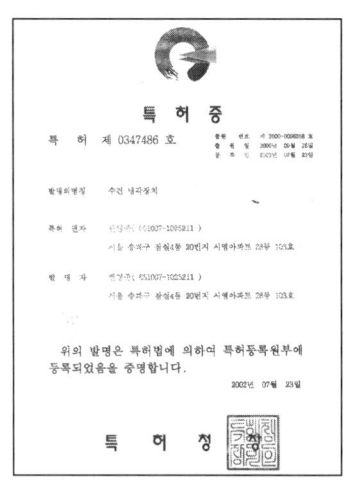

〈타올냉각장치「시원이」특허증〉

폐물이 빠져 나가게 되어 피부가 부드러워진다. 건성 피부는 수건을 얼굴을 제외한 머리만 덮는 것이 좋다. 타올이 5~10분 정도 지나면 냉기를 잃고 점차 뜨거워지게 되면, 누워 있던 몸을 바로 일으켜 혈액순환이 되도록 약 30초간 앉아 있은 후 도크 밖으로 나오면 된다.

(3) 목간안내시스템(MOKGAN GUIDE SYSTEM)

최근 1999년 소비자보호원의 조사에 의하면 목욕으로 사망하는 사람들이 연간 약 100여 건이 발생하는데 그 중에서 80%가 목욕장 미끄럼 사고가 원인이 되어 일어난 사망사고였다. 5%는 화상 및 어린이 익사 등이며 15%가 심신장애 즉 심장마비 등으로 사고가 발생하였다고 발표하였다.

여기서 주목해야 할 사항은 전체의 80%를 차지하는 미끄럼사

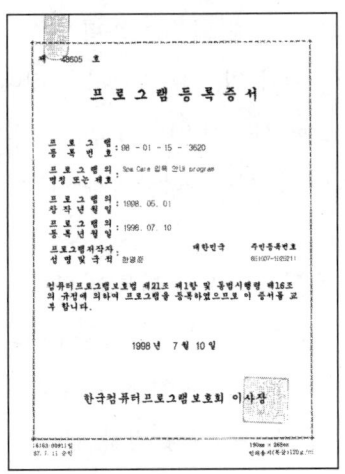

〈MGP시스템 등록증서〉

고와 화상, 익사 등은 어느 정도 주의 및 사전 안전장치를 함으로써 예방이 가능하다. 심장마비 등의 사고는 사전에 안전장치 설치 및 주의로는 예방하기가 쉽지 않으며 목욕에 어느 정도의 지식과 자신의 신체상태 등을 파악하고 있어야 예방이 가능한 것으로 이러한 사고는 목욕에 대한 인체 생리학적인 작용을 잘 모르는 무지에서 기인한다고 해도 과언이 아니다.

목간안내시스템은 이러한 사고를 미연에 예방할 뿐만 아니라 목욕을 통한 건강 만들기를 수행해 나가는 시스템으로 각 개인의 신체상태를 컴퓨터에 입력하게 되면, 그 신체에 적합한 입욕방법을 제시해 주는 입욕처방 프로그램이다.

시스템 구성은 육체적, 정신적, 신경 감각적 피로증상을 회복시켜주는 입욕방법으로부터 스트레스 해소, 숙취 회복과 신체의 주요 질병인 심장병, 고혈압, 당뇨병, 위장병 등까지도 과학적인 데이터에 입각하여 개인의 신체에 적합한 입욕과정을 탕의 온도, 입욕시간, 입욕코스를 안내 해주는 과학적인 시스템이다. 크게 3가지로 영역이 설정되어 있으며 그날의 증상에 따른 입욕방법과 사상의학을 기초로 한 사상체질별 입욕방법 및 특수 목욕법을 제시하게 되어 목욕을 즐기는 사람들에게 건강 만들기를 수행하여 나간다.

본 시스템의 주요 원리는 우리 전통과 한방의 가장 기본적인 원리인 두한족열(頭寒足熱)의 원리와 음양오행의 수승화강(水昇火降) 원리 및 사상의학의 사상체질(四象體質)의 원리를 기본으로 한다. 인간이 물과 접할 때 가장 먼저 접촉하게 되며 가장 빠른 반응을 보이는 기관은 피부로 피부의 구조인 표피, 진피, 피하조직의 기능과 역할을 근거로 개발되었다.

주요 구성요소로서는 입욕시 가장 중요한 요소라고도 하는데 입욕온도, 입욕 시간, 입욕횟수(간격), 신체조건, 체질, 병력 등을 고려한 입욕방법으로 구성하게 되어 있다. 또한 우리가 시행하는 목욕의 기능은 약 4가지로 구분되어지는 데 가장 큰 기능은 신체 세척이지만 부가적으로 목욕의 기능는 피로회복 기능, 질병치유 기능, 질병예방 기능, 피부관리 기능으로 구분된다.

적용방법은 목욕탕에 입욕상담실을 통해 입욕자에게 제시될 수 있거나 대중형으로 목욕장 입구에 설치하여 입욕자가 직접 컴퓨터를 조작하여 제시받을 수 있다.

▶ 목간안내시스템의 활동과정 ◀

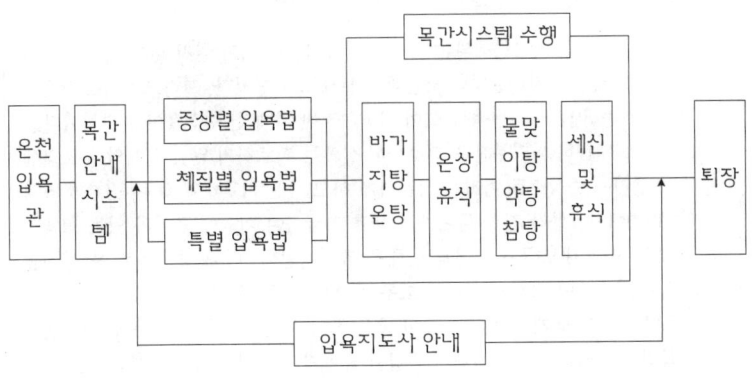

목간가이드(MGP) 시스템

오늘 ○○○의 신체에 적당한 입욕코스는 스트레스 해소 코스입니다.

자신이 좋아하는 욕탕을 선택하여 이용하는 것도 좋지만 당신의 신체에 적당한 입욕코스에 따라 이용하면 입욕효과가 더욱 높아집니다.

입욕방법과 그 효과, 입욕시 주의사항을 안내하오니 안전하고 즐거운 사우나욕이 되시기 바랍니다.

☞ 당신의 적당한 입욕방법은 '미온장시간욕과 반신욕' 입니다.

우선 온탕에서 반신욕 1분, 전신욕 1분을 시행하고 사우나 도크(건식, 습식)에서 짧게 1분 정도 시행합니다. 휴식 후 온탕에서 반신욕으로 3분, 잠깐 휴식 후, 온탕에서 반신욕으로 약 3분 등 반복해서 3회 시행합니다.

※ 자세한 내용은 저희 전문입욕상담사와 상담하여 주시기 바랍니다.

☞ 당신의 적당한 입욕방법의 특징과 효과

스트레스는 다른 피로증세와는 달리 자각증세를 얻기가 쉽지 않으나, 교감신경의 긴장이 밤에까지 지속된다면 당연히 스트레스가 쌓인다. 그러므로 부교감신경을 자극시키는 39℃의 미온욕에 물이 가슴까지만 차게 한 반신욕이 효과적이다.

스트레스는 특히 머리부분은 피로한데 신체는 피로하지 않은 신체의 부조화에서 많이 생기는 증상으로 머리는 시원하게 하고 몸은 따뜻하게 하는 43℃의 열탕에 약 30초에서 1분간 잠깐 들어가 신체를 자극하여 머리에 올라와 있는 혈액을 몸 전체로 고루 내보내는 노천욕도 매우 효과적인데, 이때 물속에는 몸 전체를 가볍게 문질러 주어 혈액을 전신에 고루 퍼지게 마사지한다.

사우나 도크는 짧게 이용하는 것이 좋은데 너무 긴 시간을 이용하게 되면 신체의 화학반응이 빨라지면서 신체의 긴장이 높아져 도리어 신체에 스트레스를 주는 결과를 가져올 수 있어 짧은 시간 이용한다.

술탕도 전통적으로 스트레스 해소에 적당하나 신체흡수가 빨라 짧은 시간 이용하는 것이 중요하다.

▶ 목간안내시스템을 이용한 입욕안내문 ◀

MOKGAN GUIDE SYSTEM

오늘 당신의 신체에 적당한 입욕코스는
사상체질 중 태양인 코스입니다.

자신이 좋아하는 욕탕을 선택하여 이용하는 것도 좋지만 당신의 신체에 적당한 입욕코스에 따라 이용하면 입욕효과가 더욱 높아집니다.

입욕방법과 그 효과, 입욕시 주의사항을 안내하오니 안전하고 즐거운 사우나욕이 되시기 바랍니다.

☞ 당신의 적당한 입욕방법은 '미온반복욕' 입니다.

우선 온탕에서 반신욕 1분을 시행하고, 사우나 도크를 1분 정도 짧게 이용하고 냉탕에서 몸식히기를 수행합니다. 휴식 후 미온욕(38℃)과 냉탕을 오가는 미온반복욕을 수행합니다.

※ 자세한 내용은 저희 전문입욕상담사와 상담하여 주시기 바랍니다.

☞ 당신의 적당한 입욕방법의 특징과 효과

어깨가 넓고 마른 체형으로 하체가 약하고 자존심이 강한 성격으로 폐의 기능이 좋고 간의 기능이 약하다.

태양인의 입욕프로그램의 특징은 태양인은 하체가 원래 허약하므로 하체를 단련시키는 입욕과정을 거치며, 쉽게 분노하거나 지나치게 슬픈 감정을 품는 경우가 많으며, 뜨거운 것을 좋아하는 성격으로 진정작용이 있는 미온욕 위주의 입욕을 하면 효과가 있다. 또한 태양인은 뜨거운 것을 좋아하는 성격으로 음식물을 넘기기 어렵고 넘긴다고 해도 위까지 내려가지 못하고 다시 토하는 열격증 또는 반위증이 있을 수 있어 위암, 위문협착증과 같은 질병이 올 수 있으며, 간장기능도 떨어지는 경향이 높으며, 하체에 힘이 없어 다리가 풀리는 해역증도 나타난다.

그러므로 태양인은 사우나욕은 피하거나 약 1, 2분의 짧은 시간 이용하고 소화력 촉진을 위한 냉욕 등도 효과가 있으며 하체 단련을 위한 보행욕을 강화하는 것이 필요하다. 약욕으로는 무청탕이 태양인에게 좋으며, 특히 피로회복 및 피부염에 좋다.

▶ 사상체질에 입각한 입욕안내문 ◀

(4) 생명의 산소 게르마늄

① 게르마늄은 무엇인가?

지금까지 주로 외국에서 발표된 게르마늄 관련 연구 논문이나 책자에 공통적으로 기록되어 있는 내용은 다음과 같이 정리할 수 있다.

첫째, 러시아의 과학자 멘델레프(Mendelev)가 그 존재를 예견하여 원자번호 32번으로 정하였고, 그 후 독일의 클레멘스 뷘클러(Clemens Winkler)가 실체를 발견하여 게르마늄(Germanium)이라고 명명하였다.

둘째, 1858년 프랑스의 루르드·샘물을 먹고 암으로 죽기 직전의 소녀가 완치되었다. 당시에는 이를 「성모 마리아의 기적」이라고 하였고, 그 후 로마 교황청은 루르드를 카톨릭의 성지로 지정, 대성당을 건립하였다. 지금도 연간 500여만 명이 루르드 성지를 방문하고 있으며, 의사와 과학자가 공인한 기적 체험자들 만도 매년 몇 명씩 나온다.

셋째, 일본인 과학자 아사이 박사가 화학합성 게르마늄을 발명하여, Ge-132로 명명하였다. 인후암에 걸렸던 그는 자신이 발명한 화학합성 게르마늄을 복용하고 나았다. 그 후 20여 년 간 도쿄의 게르마늄 클리닉센터에서 암 환자를 비롯하여 당뇨, 고혈압, 간염, 심장병 등 수많은 난치성 성인병을 치료하였고, 게르마늄의 존재를 세계에 알리는 데 공헌하였지만, 중소기업 규모의 클리닉 원장의 힘으로는 미국 의약계의 높은 벽을 뚫지는 못하였다.

그리고 1972년부터 1980년대 초까지 일본을 중심으로 일어난 게르마늄 신드롬은 수많은 모방품과 가짜상품으로 인한 의료사고로 매스컴의 집중공격을 받았으며, 1992년 아사이 박사 사망 후 후계자들이 클리닉센터를 중심으로 치료와 연구를 계속하고 있다. 국내에서는 어느 큰 제약회사가 이를 수입하여 1999년 12월에 치료약으로 판매할 예정이라고 신문에 보도도 되었다.

넷째, 미국·유럽에서도 게르마늄 제조회사들이 많이 생겨 대체의학용 약품이나 건강보조식품으로 판매되고 있으나, 가격이 비싼 편이라 아직 대중화되지는 못하였다. 그러나 게르마늄으로 암이나 성인병을 고친 사람들을 중심으로 서서히 그 효능이 전파되고, 치료제로 사용하는 병원과 환자들이 증가하고 있으므로, 머지않아 미국에서도 대중화될 것이다.

② 역사적 배경과 특징

게르마늄(Ge)은 원자번호 32, 원자량 72.59의 원소로서 지구상에 7ppm 존재하는 희귀한 아금속 원소이다. 원소 기기율표의 창시자인 멘델레예프에 의해 존재가 예견되어 '에카실콘'으로 명명되다가 독일의 과학자 윙클러에 의해 발견되어 현재의 이름인 게르마늄으로 명명되었다. 게르마늄은 주기율표상에서 4족의 원소로서 실리콘과 같이 반도체의 성질을 띠고 있어 전자공학의 발전에 지대한 공헌을 했으나, 생물학적으로는 유해한 원소로 규정되어 있었다.

불과 50년 전만 하더라도 아연, 망간, 크롬, 셀레늄 등의 많은 필수 미네랄들을 인간의 건강에 적합하지 못한 것으로 알려져 있었다. 최근에서야 이들이 인체에 유독한 중금속이라는 불명예를 썼고 미량의 농도일 때 적절한 대사와 건강에 필수적인 중요한 역할을 한다는 사실이 많은 과학자에 의해 판명되었고, 또한 코발트, 실리콘, 금, 게르마늄 등의 초미량 영양원소가 생체에 미치는 생리적인 역할에 관해서도 많은 연구가 진행되고 있다.

반도체의 소재로서 현대과학 발전에 커다란 기여를 한 게르마늄의 의학적, 생물학적 효능이 알려진 것은 1930년 카렐 박사에 의해 '프랑스 국경의 루르드 샘물은 질병에 대한 치료효과가 있다'는 보고서가 발표된 후 여러 과학자들이 샘물을 분석한 결과 게르마늄의 함량이 높다는 것이 발견되면서부터이다.

일본의 아사이 박사는 석탄광과 식물화석에 게르마늄이 많이 함유되어 있다는 것을 발견한 후 특히 인삼, 산삼 등의 약용식물에 많이 들어 있고 컴프리, 마늘, 클로렐라, 명일엽 등의 약리활성을 갖는 식물에도 일부 존재한다는 것을 밝혀냈다. 아사이 박사는 시행착오를 거듭한 끝에 Ge-132라는 화학합성 유기게르마늄을 합성하여 자기 자신의 인후암을 치료하는 임상 실험을 한 결과 그 효과가 증명되었다. 또한 류머티스성 관절염, 음식 알레르기, 콜레스테롤증, 만성 바이러스 감염 등에 효과가 뛰어남을 입증하였다.

지금까지도 세계 각국의 과학자들이 3,000여 편의 효능 및 임상실험 결과 연구논문을 발표하여 게르마늄의 탁월한 항암효과와 성인병 예방 및 치료작용을 입증하여, 게르마늄이 서양 의학이 치료하지 못하는 암과 성인병의 대체 치료물질로 인정받고 있다. 그러나 1980년 초, Ge-132의 부작용 문제가 거론되기 시작했다. 이것은 화학합성 방법으로는 100% 순수 게르마늄을 만들

수 없기 때문이며, 또한 아사이 박사가 보유하고 있는 Ge-132의 특허 때문에 많은 과학자들과 제조업자들이 Ge-132와 거의 흡사하지만 약간 다른 분자구조를 가진 유기게르마늄을 제조, 판매했기 때문이다. 이것은 대량생산을 가능하게 했지만 한편으로 미국, 일본 등지에서 심각한 안전성과 독성문제를 야기했다.

③ 게르마늄의 종류
ⓐ 천연 유기 게르마늄
　먹는 것으로서 무해무독이고, 몸에 이로운 효과를 가져온다.
ⓑ 공업용 무기 게르마늄
　반도체 등 공업용에 이용해, 인체에는 유독 유해하다.
ⓒ 인공 유기 게르마늄
　공업용 게르마늄을 가공하여 실험실에서 만들고, 물에 희석해서 음용하지만 물에 잘 녹지 않고 칼슘부족을 초래한다.

④ 유기 게르마늄의 종류
게르마늄이 유기 화합물과 결합하고 있는 형태를 유기 게르마늄이라고 말한다.
ⓐ 생명과학기술로 발명한 천연 생합성 유기게르마늄:〈게란티 게르마늄〉
ⓑ 식물체가 토양 중의 무기 게르마늄을 흡수, 생체 내에 함유시킨 천연 유기 게르마늄:산삼, 인삼, 마늘.
ⓒ 화학 합성 유기 게르마늄:일본 발명, Ge-132 등 100여 종.
ⓓ 광천수에 들어 있는 무기 게르마늄:게르마늄 샘물 · 온천.

게르마늄은 산소를 운반하는 역할을 하면서 때로는 산소의 대역도 담당한다. 결국 게르마늄은 다른 영양소처럼 유기물로 바뀌지 않는 한, 인체에 부작용만 일으킬 뿐 아무 쓸모가 없다.

⑤ 유기 게르마늄의 효능

ⓐ 인체에 산소를 보충하여 항산화 작용을 하며 체질의 산성화를 막고 세포의 노화도 막아준다.

ⓑ 면역 기능이 활성화되어 암 · 성인병의 발생과 전이를 사전에 자연적으로 억제한다.

ⓒ 콜레스테롤, 지질, 혈전 등 혈관 내 노폐물과 결합 또는 제거하여 혈액을 정화시키고, 혈행을 개선하여 혈압을 조절하며, 수은 · 카드늄 · 납 등 중금속과 결합하여 체외로 배출한다. 그러므로 다이옥신 등 환경 호르몬의 영향을 줄여줄 가능성이 크다.

ⓓ 항 바이러스작용과 진통작용이 우수하다. 그리고 칼슘과 아연 등 미네랄의 흡수를 촉진하여 골다공증도 개선한다.

ⓔ 단백당화반응 저해작용이 있어 아밀로이드의 침투 및 축적을 막아주므로 노인성치매 · 알츠하이머병과 검버섯을 예방한다.

ⓕ 면역력 활성과 자연치유력을 복원시키는 약리작용에 착안하여 AIDS의 예방과 치료에도 응용하고 있다.

ⓖ 한마디로 게르마늄은 '먹는 산소' 다. '만병은 산소부족' 으로 생기는 데, 게르마늄이 부족해진 산소를 보충해 주고 자연치유력을 높여주어 평소의 건강을 지켜준다(항상성유지).

⑥ 천연 유기 게르마늄을 포함하고 있는 물질

ⓐ 흙과 맥반석

게르마늄 재중에는 $2\mu g/g$, 해수 중에는 $0.02\mu g/ml$ 밖에 함유하지 않는 희귀원소이다.(주: $\mu g\,10\text{-}6g$ $ng=10\text{-}9g$)

'약산샘물'이 솟아난 한국 강원도 홍천의 산 속에 위치하는 공작산 기슭 약수봉의 토양과 암석층은 원적외선의 방사선 방사율(파동)이 높은 화강암, 맥반석, 연옥층으로 되어 있다. 이런 암석층을 스며서 솟아나는 천연의 샘물만이 천연게르마늄을 함유하고 물분자 클러스터가 작으며 계면 활성력이 높고 미네랄 밸런스가 좋다.

ⓑ 유명한 광천수 (프랑스 루르드 샘물)

1858년 남프랑스와 스페인의 국경 근처에 위치하는 피레네산맥 산기슭의 루르드 지방에 살던 14세의 천식환자 베르나데타가 성모 마리아의 출현을 본 뒤에 그곳에서 솟아난 샘물이 난치병을 치유하는 기적의 물로서 유명해졌으며, 이 루르드 지방은 화강암의 암석층으로 되어 있으며, '루르드의 물'을 분석한 결과, 항생물질도 방사성물질도 함유하고 있지 않았지만 천연 유기 게르마늄이 함유되어 있다는 것이 밝혀졌다.

ⓒ 건강식품

산삼, 영지버섯, 인삼, 마늘 등에 게르마늄이 함유되어 있다.

⑦ 천연 유기 게르마늄의 생체작용

ⓐ 해독작용 : 노폐물 배제작용

산소공급촉진 : 체내의 산소를 공급하고, 혈액을 깨끗하게 함.

ⓑ 인터페론 유발(면역 세포 활성-면역 반란의 억제 작용)

면역력(병에 대한 저항력), 자연치유력을 높이는 인터페론을 유발하는 작용이 있으며, 암 등의 난치병에 대한 훌륭한 효과는 각 대학병원이나 의료기관에서 임상적으로 증명되고 있다. 투여한 유기 게르마늄은 생체내 환경에서는 매우 안정하기 때문에, 체내에서 그 모양을 유지하면서 대사반응을 받지 않고 작용을 발휘하며 그대로 소변 중에 배설된다.

ⓒ 호르몬의 분비조정

체내의 제 기관이 합목적으로 체내환경을 유지하는 것, 즉 항상성(homeostasis)을 유지하기 위해 호르몬의 분비량을 조정한다.

ⓓ 전위 정상화 작용

병태에 빠지면, 세포 내외의 삼투압과 이온, 특히 나트륨(Na)과 칼륨(K)의 밸런스가 무너지고 혈액중의 전압도 변화, 이들이 무너진 경우에 정상으로 되돌리는 작용을 한다.

⑧ 게르마늄제품을 살 때의 주의할 점

ⓐ 게르마늄은 100% 광석으로 존재하지 않는다는 것을 알아야 한다.

지각상에 약 0.3~2.4ppm존재, 1ppm=1/백만분.

ⓑ 게르마늄은 958도 이상이면 존재하지 않는다.

게르마늄은 모두 휘발되므로 게르마늄 불가마체험실에서 홍보하는 내용을 모두 믿는 것은 잘못된 내용이다.

ⓒ 게르마늄은 식물과 광물에 조금씩 존재한다.

옛날부터 한방 치료에 사용해 온 수많은 약용식물에는 원산

지나 토질, 재배방법에 따라 함량의 차이는 있으나 모두 미량의 게르마늄이 들어 있다. 특히 암이나 난치병에 효능이 인정되는 약재는 상대적으로 많은 양의 게르마늄을 함유하고 있다. 재배 인삼에는 3.2ppm, 산삼에는 42.0ppm, 천연 영지버섯, 알로에, 마늘, 표고버섯 등에도 어느 정도 게르마늄이 함유되어 있다(측정 시료와 실험 기관에 따라 수치에 차이가 있으며 ppm과 ppb를 혼동한 자료도 있음, 1ppb는 1/1000ppm임). 그러나 식물 속의 게르마늄은 그 함량이 너무 적어서 많은 양을 섭취하지 않으면 효과를 기대하기가 어려워 식물에서 한 캡슐 정도의 게르마늄을 추출하기 위해서는 인삼의 경우만 해도 무려 50~60뿌리 이상이 필요하다.

ⓓ 건강이 목적이라면 반드시 함유량(ppm)을 비교해야 하며, 그 함유량이 무척 중요하다.

ⓔ 게르마늄은 특성상 24~70시간 이내에 다시 보충을 해주어야 한다.

천연 게르마늄은 24~70여 시간 동안 체내에서 약리작용을 완수한 뒤 전량 몸 속의 노폐물·불순물·중금속 등과 결합하여 몸밖으로 배출되므로 안전하며 또한 약리효과를 위해서는 어느 정도 보출이 필요하다.

ⓕ 루르드 성수의 게르마늄 함유량은 13.75ppm(아사이 박사 분석).

▶ 천연 게르마늄과 원적외선을 이용한 신개념 입욕제 '사우나-큐'

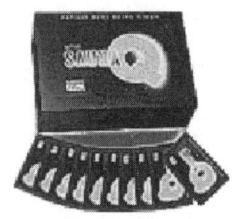

〈사우나-큐〉

일반적으로 사우나(찜질방 등)를 하는 목적은 뜨거운 곳에서 땀을 흘림으로서 피로를 풀고, 또한 가뿐함을 느끼기 위해서이다. 우리 몸이 더워지게 되면 혈액순환이 촉진되고, 땀을 흘리게 되어 통증도 개선되는 효과를 얻을 수 있다.

또한, 땀을 흘림으로서 체중감량(다이어트) 효과도 기대할 수 있는 것이다.

최근에는 대중목욕탕이나 사우나탕에서 맥반석, 게르마늄석, 옥, 황토, 쑥 등을 이용하여 원적외선 효과, 게르마늄 효과 등을 강조하고 있다. 그러나 과연 효능이 있는 것이냐 하는 점에서 비과학적인 요소가 많다. 원적외선과 게르마늄이 사우나 환경에서 효과적이라는 각종 논문과 실험 자료들이 쏟아져 나오고 학문적으로도 정립이 되어 있는 것이 사실이나 이를 이용한 상업적 제품(효능이 미약한)이 범람하고 있는 것 또한 현실이다.

최근 바이오 벤처기업에서 개발한 사우나-큐(Sauna-Q)는 첨단 Bio 기술로 만들어진 혁신적인 제품으로서 사우나 전에 몸 전체에 바르고 사우나를 하게 되면, 몸 전체에 골고루 열이 전달되

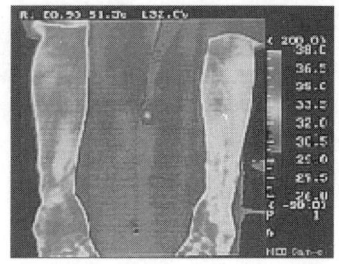

〈사우나-큐 사용전〉　　　　　　　　　　　　　〈사우나-큐 사용후〉

어 짧은 시간 안에 많은 양의 땀을 흘리게 된다.

　일반적으로 체온조절을 위해서 흘리는 땀은 에크린 한선에서 배출되는 것으로 상기 입욕제인 사우나-큐를 신체에 바르게 되면 땀은 몸속 깊은 곳, 피지선과 아포크린 한선에서 나오는 땀으로서 각종 노폐물과 오염물질 배출을 촉진시켜 우리 몸을 건강하게 만들어 준다고 한다.

　신개념 입욕제인 사우나-큐(Sauna-Q)는 다음과 같은 효과를 얻을 수 있다고 한다.
　① 찌뿌듯한 몸이 가벼워짐.
　② 혈액 순환이 좋아짐.
　③ 피부 호흡이 좋아짐(인체는 폐호흡 70%, 피부호흡 30%).
　④ 공해로 찌든 피부를 윤택하게 함.
　⑤ 체취(악취, 노취)개선.
　⑥ 숙면을 취할 수 있음.
　⑦ 항균 효과로 깨끗한 피부 유지.
　⑧ 과음 또는 격무에 지친 피곤한 몸이 상쾌해짐.

▶ 사우나-큐의 용도

① 대중탕(사우나탕)

온천탕 등 사우나 전에 '사우나-큐'를 바르고 사우나를 하면 매우 효과적임.

② 찜질방, 불가마 등

찜질이나 불가마를 쬐기 전에 '사우나-큐'를 바르고 하면 매우 효과적임.

③ 가정(목욕, 샤워)

가정에는 사우나실이 없기 때문에 욕조에서 따끈한 온도로 샤워를 통하여 1~2분 몸을 덥힌 후에 '사우나-큐'를 바르고 1~2분 마사지를 한 후에 샤워로 닦아내면 매우 효과적임.

④ 헬스클럽

운동 전후(조깅 등)에 '사우나-큐'를 바르고 헬스나 조깅 등을 한 후 샤워를 하면 매우 효과적임.

⑤ 마사지 등

마사지 크림 대용으로 사용하여도 효과적임.

⑥ 여행할 때

각 지방, 각 나라마다 물이 다르기 때문에 샤워나 목욕시에 '사우나-큐'를 사용하면 매우 효과적임. 또한, 해수욕 등을 한 후 염분 제거에도 매우 효과적임.

▶ 대구 팔공산 약초탕

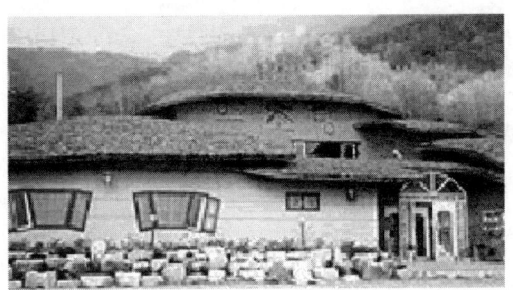

〈약초탕 전경〉

　대구에는 약령시만 있는 게 아니다. 보다 직접적으로 한방의 효험을 체험할 수 있는 곳이 있으니, 바로 한방 약초탕이다.

　대구 동쪽에 위치한 팔공산 내에, 동화사와 파계사가 갈라지는 곳에 자리한 이 약초탕은 도시 생활에 찌든 현대인들에게 정신까지 맑게 해주는 약효를 볼 수 있게 한다.

　한방 목욕은 고대로부터 왕족과 귀족들 사이에서 행해지던 것이라 하는데, 이곳에서는 개개인의 신체 상태를 진맥한 뒤 체질과 질병을 판단하여 적절한 약초를 담은 봉지를 내준다. 이를 각자에게 배당된 욕조에 담가 우린 뒤 입욕한다. 목욕 방법은 약초탕에서 5~10분 가량 몸을 덥힌 다음 1~2분 정도 쉬었다가 다시 입욕하는 식으로 3회 이상 반복하는 것이 효과가 좋다고 한다. 뜨거운 약초탕에 몸을 담그고 있으면 피부의 때만이 아니라 몸 속의 독소들까지 모두 빠져 나가는 것이 개운하고 상쾌하다.

이 한방탕은 급소 피부를 자극하여 몸안의 독소를 배출하고 피부세포의 부활과 촉진으로 피부를 매끄럽고 부드럽게 마사지를 해준다. 피부미용, 피로회복, 신경통, 류머티스, 요통, 타박상, 동상, 불면증 해소, 냉체질, 비만증에 탁월하며,여드름, 땀띠, 피부습진 등 피부의 신진대사를 개선시켜 주는 순수 한방입욕제이다.

■ 증상에 따른 효과
• 피부미용
어혈을 몰아내는 어혈작용과 혈액을 생성하는 조혈작용이 있고, 혈액순환과 신진대사를 촉진하는 활혈작용이 있어 생기가 없는 피부에 탄력과 피부의 혈행을 촉진시켜 생동감을 느끼게 한다.

• 피로회복
각종 유해물질을 체외로 배설시켜서 신진대사 활동을 촉진시키고, 산성화된 노폐물을 다시 알칼리화하여 생명 현상을 정상 궤도에서 이루어지도록 만들고 매우 급속도로 산소를 각 조직에 공급시켜 줌으로서 피로회복을 촉진시킨다.

• 신경통, 류머티스, 요통, 타박상, 동상
혈액순환을 촉진시켜 염증을 가라앉히는 작용을 한다.

• 불면증
신진대사 활동과 혈액순환의 촉진으로 근육의 긴장이완, 진정의 효과가 있어 편안한 수면을 도와준다.

• 피부질환

생약중에 함유된 멘톨(MENTHOL)이라는 성분이 가려움증과
염증을 치료해 주며 나른한 몸에 활기를 찾아준다.

• 생리불순대하 및 부인성질환

세균의 침입으로부터 저항력을 길러주는 비타민A가 많이 있
다. 생리불순, 냉대하증 등 부인성 질환에 좋다.

• 비만증

인체내의 각종 노폐물의 배출로 체중감량의 효과가 탁월하다.

▶ 이천 미란다 관광호텔 대온천탕

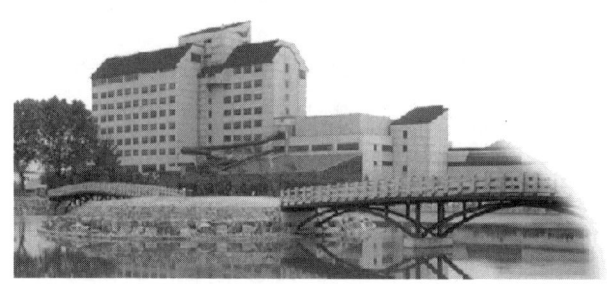
〈미란다관광호텔 전경〉

호텔미란다는 (주)썬앤문(대표이사 문병욱)이 운영하는 호텔로 지하1층 지상10층의 본관과 지하1층 지상3층의 별관으로 연면적 8,253평의 규모로 이루어져 있다.

호텔미란다 심볼은 부드러운 곡선으로 표현되는 깃털의 형태를 기본으로 3개의 곡선이 율동적으로 묘사되어 있다. 이는 편안함, 안락함과 최선의 서비스를 제공하는 호텔미란다의 기업관을 표시하고 있으며 곡선은 곡선의 기본개념인 부드러움, 감정의 탄력성, 생동하는 운동감으로서 진취성과 끊임없는 발전을 추구하는 호텔미란다의 기업이념을 나타내는 상징이다.

■ 대온천 및 노천탕 소개
경기도 이천시 안흥동에 위치한 이천온천은 5백년을 이어온 유서깊은 온천으로 한 농부가 사시사철 솟아나는 더운 샘물을 기이하게 여겨 눈을 씻었더니 눈병이 말끔이 나았다는 전설이 있는 곳으로 온천이 발견되기는 1870년 경이다. 이후부터 약수로 소문나기 시작하여 인근 각지에서 안질과 피부병을 앓는 사람들이 모여 들면서 유명해졌다.

이천온천은 나트륨 함량이 많아 각종 피부질환, 피부미용, 신경통, 부인병, 임산부 산후조리 등에 특수가 있다. 또한 약수영천으로 음료로 마시면 위장병에 좋은 효과가 있다.

노천온천은 물속과 물밖의 온도차가 커 혈관의 확장, 수축시 체내에 쌓인 노폐물을 잘 빠져 나가게 하는 효과를 내기 때문에 가을이나 겨울철에 제격이다. 주변에 소나무가 빽빽한 노천탕에는 수중안마탕, 냉탕, 온탕, 건식사우나가 설치돼 있다.

그리고 천연온천수 수영장은 수영도 즐기면서 온천욕의 효과를 볼 수 있는 일석이조의 기쁨이 있는 곳을 노천온천과 연결시켜 이용하기에 편리하며, 지상 5층에서 떨어지는 140m 아쿠아튜브 슬라이더가 있어 재미를 더해 준다.

온천수에는 염화칼슘, 염화나트륨 등 여러 성분이 함유되어 있고 특히 나트륨 함량이 전국 온천 중에서 가장 높아 피부병, 노화방지, 성인병, 부인병 등에 특효가 있으며, 눈병과 만성습진, 비듬 등 자잘한 병치료에도 특효를 볼 수 있는 것으로 알려져 있다. 또 섭씨 31.5도의 온도에서 약수처럼 마시면 위장병 치료에도 큰 효과를 얻을 수 있다. 수온은 30도 내외이다.

이천 미란다호텔 대온천탕의 가장 큰 특징은 과학적인 탕배치 및 신개념 탕 시설뿐만 아니라 독특한 운영시스템을 가지고 있다는 점이다.

온천을 방문하는 고객에게 전문 온천요법을 상담해 주고 알려

주는 온천상담실을 개설했다. 그 동안 일반 목욕탕에서 세신위주의 목욕행태를 온천에서도 답습하고 있는 것에 착안하여 온천욕 행태를 과감히 바꿔 적합한 온천요법을 지도하고 안내해 주는 시스템을 만든 것이다.

전문 온천지도사가 상담을 희망하는 고객과 전문 온천요법 안내시스템(한국입욕산업연구소 개발)을 가지고 그날의 심신상태를 보고 적합한 온천요법을 제시해 주면 고객은 제시받은 대로 온천욕을 수행하면 된다.

한번 미란다호텔 대온천탕 3층 화증휴게실 내 설치되어 있는 온천상담실에 들러 그날의 심신상태와 전문 온천지도사의 지도를 받아보기 바란다. 온천의 새로운 맛을 느끼게 될 것이라고 확신하는 바이다.

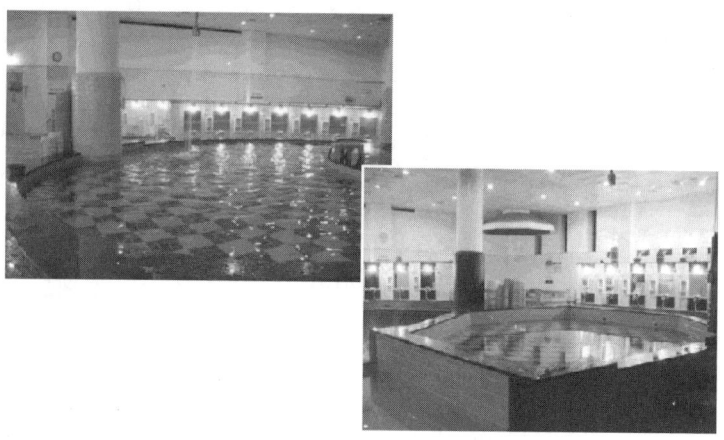

〈미란다관광호텔 내 온천탕 내부전경〉

입욕(목욕, 온천)산업 전문기관 소개

▶ 한국입욕산업연구소

국내 입욕산업의 발전을 위한 연구, 개발, 조사 활동, 교육 등을 수행하는 동시에 국내외 입욕사업체들을 위한 입욕장 운영컨텐츠 개발 및 사업 타당성 검토, 입욕관련 전문도서 발간 등을 목적으로 설립되었다.

현재 한국입욕산업연구소는 우리나라 입욕산업이 지속적으로 성장, 발전할 수 있도록 입욕관련 연구활동과 입욕문화 상품개발 등에 전념하고 있으며 입욕장 사업주에게 새로운 정보와 의식개혁 및 신개념 입욕장 소개 등을 위해 한국목욕업 중앙회의 의뢰로 다수의 강의를 진행하고 있다.

연구소는 그 동안 입욕산업을 연구하면서 축척된 노하우를 가지고 대중사우나, 온천장, 불가마, 찜질방, 휘트니스센타, 호텔 사우나 등의 입욕산업과 관련된 업소에 전문적인 운영컨텐츠 개발 및 사업 타당성 검토, 시설 개발 및 운영 자문 등을 수행하고 있으며, 공중파 및 인쇄매체 등에 입욕산업의 발전을 위해 꾸준히 기고하는 등의 활동을 하고 있다. 앞으로도 우리나라 입욕산업이 발전할 수 있도록 정부 에 정책 건의 등도 꾸준히 할 예정이다.

또한 독특한 목욕요법을 접목한 첨단 서비스형 복장장 프랜차이즈 사업을 진행하고 있으며, 관련하여 전문 입욕지도사를 양성 중이다.

■ 주요 업무
- 입욕장 운영컨텐츠 개발
- 입욕장 개발 컨설팅(시장조사, 사업성 검토, 기획, 설계, 운영프로그램 개발)
- 첨단 입욕상품 및 경영 아이템 개발
- 입욕장 프랜차이즈 기획 및 상담
- 입욕지도사(온천지도사) 양성 및 종업원 교육

■ 추진실적
- 프로젝트 실적
  - 의정부 G사우나 사업기획 및 사업성 검토, 설계, 시공
  - 경북 영주 S온천장 사업성 검토
  - 중림동 S사우나 자문
  - 광장동 G사우나 운영기획 및 자문, 입욕지도사 양성 배치
  - 성수동 B보석사우나 운영관리
  - 한남동 외국인 전용사우나 외국인 유치
  - 천안 S사우나 기획 및 자문
  - 유성 S리조트 입욕장 및 휘트니스센타 기획 및 사업성 검토
  - 기타 다수의 실적을 보유
- 강의 실적
  - 현대백화점 문화센타(압구정, 신촌) 3개월 정규 강의 (목욕 및 온천요법)

- 한국목욕업중앙회 위생교육 '우리나라 목욕장 활성화 방안' 다수 강의
- 한국목욕관리사협회 '목욕서비스론' 특강
- S인테리어업체 '목욕장 설계기준' 특강
- J대학교 민속학과 '우리나라 목욕문화' 특강
- N복지원 '건강목욕요법' 특강
- 기타 다수 강의 수행
- 도서출판
  - 목욕도 관광상품이다 (집사재 1999)
  - 재밌는 목욕, 맛있는 목간통 (집사재. 2002. 10)
  - 목욕을 알면 떼돈이 보인다 (집사재 2002. 12 예정)

■ 주요 추진 상품

- 입욕상담실과 입욕상담사

입욕상담실은 신개념 목욕장의 대표적인 시설로 목욕탕에 맛을 주는 시설이다. 이곳에서는 이용객이 자기체질이나 질병, 증상 등에 대해 입욕상담사와 상담을 한 후 입욕방법을 안내받게 되는 장소다. 입욕상담실의 주요기능은 입욕자의 기초건강을 체크하는 기능이다. 입욕전후 입욕상담실에 와서 자신의 기초적인 신체 상태를 체크하게 되고, 목욕탕을 이용할 때마다 그날의 상태를 비교할 수 있고, 자기 자신의 체질별, 증상별 입욕법을 입욕상담사로부터 안내 및 지도를 받게 된다. 다음으로 각종 입욕의 전문지식과 상식, 기타 효과 등을 상담하는 기능이 있다. 입욕상담실의 위치는 일반 입욕장의 경우 남·여 탈의실이 분리되는 입구 쪽에

설치하는 것이 좋으며, 남녀 공용 Zone이 있는 찜질방 사우나에
는 공용공간에 접근이 쉽고, 눈에 잘 띄는 곳에 설치하여 고객을
유도한다.

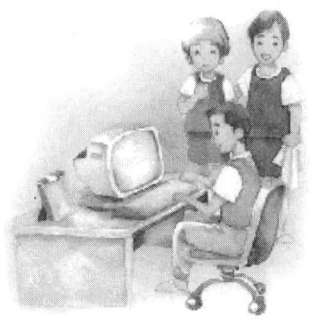

〈입욕상담사의 상담 스케치〉

입욕상담사는 우리나라의 새로운 직업을 창출하는 제도로 목욕
에 대한 전문지식을 습득하고 MGP입욕 안내시스템을 활용하여
이용객에게 사우나요법 및 다양한 목욕상식을 안내하고 지도하
는 임무를 수행한다.

▶ 사례 ◀

구 분	명 칭	비 고
일 본	헬스케어트레이너	온천치료 등 일정교육 후 자격증 부여
독 일	바데마스타	〃
불란서	테라피스트	〃
한 국	입욕관리사	일명 '때밀이'

전문 입욕상담사의 자격은 외국어 소통능력이 있는 우수한 인력을 선발하여 전문적인 교육을 받은 후 자격시험을 거처 양성하게 되고, 주요 교육내용은 목욕과 관련하여 피부의 해부학, 입욕의 기초원리, 水치료 및 맛사지 이론 등을 교육받게 되고, 서비스와 관련하여 친절교육, 고객응대법, 해설기법, 관광객 심리, 관광서비스마인드 등을 교육받게 되며, 약 120시간 정도 교육을 받는다.

입욕삼담실과 입욕상담사를 배치하게 되면 다음과 같은 효과를 얻을 수 있게 된다. 첫째, 우리의 입욕문화 수준을 한단계 업그레이드시킬 수 있다. 과거 서비스의 사각지대였던 목욕장에서 체계적인 목욕 서비스를 받게 됨으로써 우리의 목욕수준이 향상된다는 것이다.

둘째, 고객을 중독시켜 단골 고객을 확보할 수 있다. 점차 대형화, 고급화되어 가고 있는 우리 목욕장 업소에서 타업소와 차별화시키는 독특한 입욕 안내서비스는 고객에게 감동을 연출하게 되고 이에 따른 단골고객이 확보되고 매출은 더욱 확대가 될 것이며, 다른 대형업소가 생기더라도 고객을 우리 업소에 고정시킬 수 있게 된다.

세째, 우리 업소에 있는 사우나 및 각종 탕, 기타 부대시설에 대한 전문지식을 가지고 고객에게 서비스를 제공하게 되므로 고객에게 전문 목욕사업장으로 이미지를 확고히 제공할 수 있다.

사우나 전문 건설업체 소개

▶ 스파엔지니어링

■ 인사말

사우나문화의 대중화와 고급화에 힘써온 저희 스파엔지니어링은 고객만족이라는 한결 같은 목표아래 1994년부터 현재에 이르기까지 국내·외 찜질방, 불한증막 등 사우나를 대상으로 보다 실용적인 설계와 완벽한 시공으로 업계를 선도해온 회사로서 시시각각 변하는 고객의 욕구를 충족시키기 위해, 한국인에게 전통적으로 사랑받아온 한증막을 비롯하여 원적외선 효과가 뛰어난 황토사우나, 신비의 돌 게르마늄을 이용한 사우나자수정 및 옥사우나까지 기능성 소재를 사용하여 입욕시설의 문제점과 개선방안을 모색하여 최상의 사우나 상품개발에 앞장서겠습니다.

앞으로도 저희 스파엔지니어링은 대중의 건강향상에 도움이 되고자 신개념의 사우나문화를 구현해 나가는 선구자가 될 것이며 합리적이고 투명한 경영을 통하여 사우나업계에서 최초로 코스닥시장 등록을 목표로 최선을 다하겠습니다.

(주)스파엔지니어링 최상철 배상

■ 회사프로필
- 상호 : (주)스파엔지니어링
- 주소 : 서울특별시 구로구 구로1동 642-37
- 대표 : 최 상 철
- 전화 – 구로본사:02)851-8005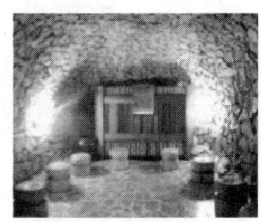
   - 강남 : 02)2613-7888
   - 천안 : 041)572-0998
   - 대전 : 042)621-2313

■ 사업내용
- 사우나 설계 및 시공
- 스파엔지니어링 사우나건타운 프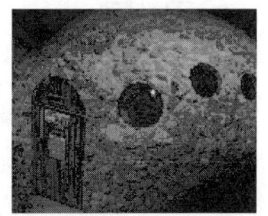
  랜차이즈 운영
- 건강타운 관련 기자재 생산 및 판매
- 실내건축 인테리어 공사
- 실내건축디자인
- 사우나용 광산물(원석)채광 및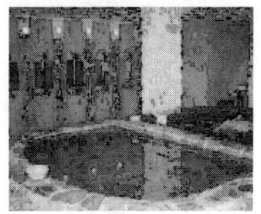
  판매
- 사업과 관련한 수출 및 사업의 해
  외진출

■ 회사연혁
- 1988년 : 삼화기공 설립
- 1994년 : 녹돌세라믹 건강모탈 제조

－ 녹돌산업 설립(한증막 시공
및 자재 공급)
－ 설계 및 인테리어(의장) 개시
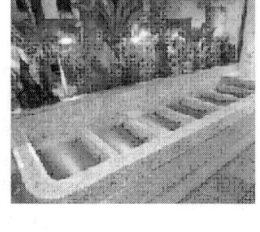
• 1998년 : 불가마 체험장용 방사
체 개발 및 원료공급
• 1999년 : 好 건강중심 브랜드 사업 개시
• 2001년 : 스파엔지니어링 연수기
사업 개시
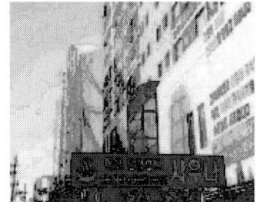
• 2002년 : 건강테마파크 사업개시

■ 공사실적
• 국내
－ 쌍문동 '한양 불한증막' (450평)
－ 강화도 '향리 건강센터' (1600평)
－ 압구정 '금강산 여성전용사우나' (270평)
－ 잠실 '자연 건강센터' (600평)
－ 창동 '미화 사우나' (500평)
－ 강남 '하오 건강랜드' (300평)
－ 강남 '동호 사우나' (400평)
－ 시그너스 호텔 사우나(350평)
－ 포항 '녹돌 건강센터' (250평)
－ 대구 '녹돌 건강 체험장' (150평)
－ 전주 '녹돌 건강센터' (180평)
－ 하안동 '하오 건강랜드' 여성 전용(160평)

- 구로동 '하오 건강랜드' (270평)
- 석계동 '하오 건강랜드' 여성 전용(150평)
- 고척동 '하오 건강랜드' (1,200평)
- 광명시 '한마음 사우나' 여성전용(250평)
- 부천 중동 '스파위스' (230평)
- 광주 오포 능평리 '하오 건강랜드' (480평)
- 고척동 'B.M.Z' (미용센터)(350평)
- 목동 '스파위스' 시공중(250평)
- 대전 홍도동 '스파위스' 시공중(350평)
- 천안 '스파위스' 시공중(1,200평)

• 중국
- 연길 '성보대루 사우나' (350평)
- 길림성 '녹돌 증치방' (2000평)
- 심양 '보석연 사우나 합작 투자 및 기술 자문
- 하얼빈 '용천 사우나' 합작 운영예정

■ 참고문헌

〈일반 문헌〉

건축자료연구회 역,『건축설계자료실례집(온천, 목욕탕)』도서출판
　　　　　보원,1991

김평안,『뉴스타트 천연치료 』삼육대학교, 1998

김소림 역,『반신욕 』학영사,1 998

노덕삼,『생명의 원소 게르마늄』한국메디칼인덱스사, 1997

문진용,『신비로운 반신욕과 약탕욕법이야기』한국산업훈련연구소,
　　　　　2000

박환서,『건강목욕요법 』빛샘, 1994

박지환, 박종천,『수치료학 』현문사, 1995

아사히 가즈히꼬 저(박현 역),『게르마늄과 나』한국관광문화연구소,
　　　　　1997

송일병,『사상의학 』두산동아, 1997

이원섭,『왕실 양명술』초롱출판사, 1993

정진현, 정경숙,『한국의 온천과 약수』삼형출판사, 1988

홍시환,『지구과학 개론』대왕사, 1985

하야시마마사오(早島正雄)『 도인술비전 술 목욕 건강법』명지출판
　　　　　사, 1999

한영준,『목욕도 관광상품이다』집사재, 1999

황병수 옮김,『미용건강목욕』하서출판사, 1996

任和淳,『近代 韓國おける 溫泉觀光地 の 發達過程に 關する 史的 硏
　　　　　究 』

東京工業大 大學院博士學位 請求論文, 1995

的場民治 著『健康 ゲルマニウム 革命』現代書林

マガジントップ 編『湯治場を 步く』山海堂, 東京, 1999

武田勝藏,『風呂と 湯 の話』?新書, 東京, 2000

山本 鑛太廊,『溫泉 ブ-ムとその 背景』東京, 1985

力石道勝,『山形懸 村山市 クアハウス 碁点 』1982.

大八木 智一,『リゾ-ト 事業戰略 』東京, 1990.

綜合 ユニコム,『アクアベイジンク 施設開發?設備計劃 ガイド』平成
　　　　　　 2年

日本觀光協會,『觀光計劃 の 方法』東京, 1983.

日本觀光協會,『觀光レクリェ-ション 施設計劃の 手 びき-スポヅ 篇』
東京, 1988.

〈일간지 및 주요잡지 〉

한국온천협회,『월간 온천』제2호 , 1995

KIRA 컨설팅 그룹,『월간 상업개발』, 1997

SEED 50 컨설팅그룹,『아산온천 개발타당성 검토』, 1997

장두석,『건강만사성 − 목욕법 』한국경제신문. 1998. 7. 25

조경도,『우리나라 온천이용시설의 개선방향 − 현대병 치료를 위한 보
　　　　양온천시설을 중심으로』월간온천 2호 , 한국온천협회, 1995

국제경영정보연구소,『월간 디벨로퍼』1991. 10 ~ 1992. 12

삼우출판,『월간 사우나, 풀잔 건강백서』1990. 9 ~ 1992. 12

월간조선,『심층취재 − 목욕탕에서 죽지 않으려면』2000. 7

스포츠서울, 조경도,『온천수 성분을 알고가라』, 1996. 12. 16

스포츠서울,『겨울철 피부관리 요령』2000. 2. 7

경향신문,『온천여행 "바른 온천욕법"』, 1997. 8. 29

동아일보,『스위스 산악 휴양지 스파리조트』, 1996. 10. 24

동아일보,『체급경기 체중감량 목숨건 전쟁』, 1997. 12.17

동아일보,『불가마……옷 입은 채 땀만 쏙』, 1999. 4. 21

동아일보,『건강/땀, 건강가늠자 이상 땐 뻘뻘』, 1999. 4.27

동아일보 ,『원적외선 찜질방 인기……』, 1999. 11.15

동아일보,『건강/사우나－몸, 노폐물 제거, 숙취 피로 말끔』, 2000.
         1. 18

동아일보,『벤처증후군－한의학의 체질별 대처법』, 2000. 2. 10

동아일보,『여름철 건강목욕법』, 2000. 5. 31

스포츠조선,『목욕탕 문화－남성들 사교장 역할』, 1999. 12.15

스포츠조선,『원적외선 찜질방 효과 있나 없나』, 2000. 1. 3

스포츠조선,『알고계세요－건조한 날씨엔 녹차로 피부관리』, 2000.
         3. 22

조선일보,『온천욕의 계절－올바른 목욕법』, 1998. 1. 7

조선일보,『체온수,불면증등 치료에 효과적』1997. 12. 15.

〈인터넷 자료〉

인테넷 종합병원 건강샘,『운동의 땀과 사우나의 땀』
                    www.healthkorea.net

사우나벤처21,『효과적인 목욕이야기』
            http://hours.interpia98.net

스파존『목욕정보』http://spa.infoweb.co.kr

온천길라잡이『테마온천법』www.n1000.co.kr

바디네트『목욕정보』www.bodynet.co.kr

수목토『숲의 효능』www.sumokto.co.kr

숯마을『숯이야기』www.oksut.co.kr

숯이야기『숯이야기』www.cstory.co.kr

바이오 게르마늄 www.biogermanium

명한컨설팅, www.yasali.com

Hotspring『spa note - Hot tub therapy can help Diabetics』

source : The New England Journal of Medicine September 16.

http://www.Hotspring.com

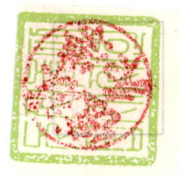

재밌는 목욕, 맛있는 목간통

···

초판 1쇄 인쇄일 / 2002년 11월 10일
초판 1쇄 발행일 / 2002년 11월 15일

저 자 / 한영준
발행인 / 유창언
발행처 / 집사재

출판등록 / 1994년 6월 9일
등록번호 / 제10-991호

주소 / 서울시 마포구 서교동 448-1 한일빌딩 201호
전화 / 335-7353~4
팩스 / 325-4305

ISBN 89-86190-76-1   03510

값 10,000원

※잘못 만들어진 책은 교환해 드립니다.